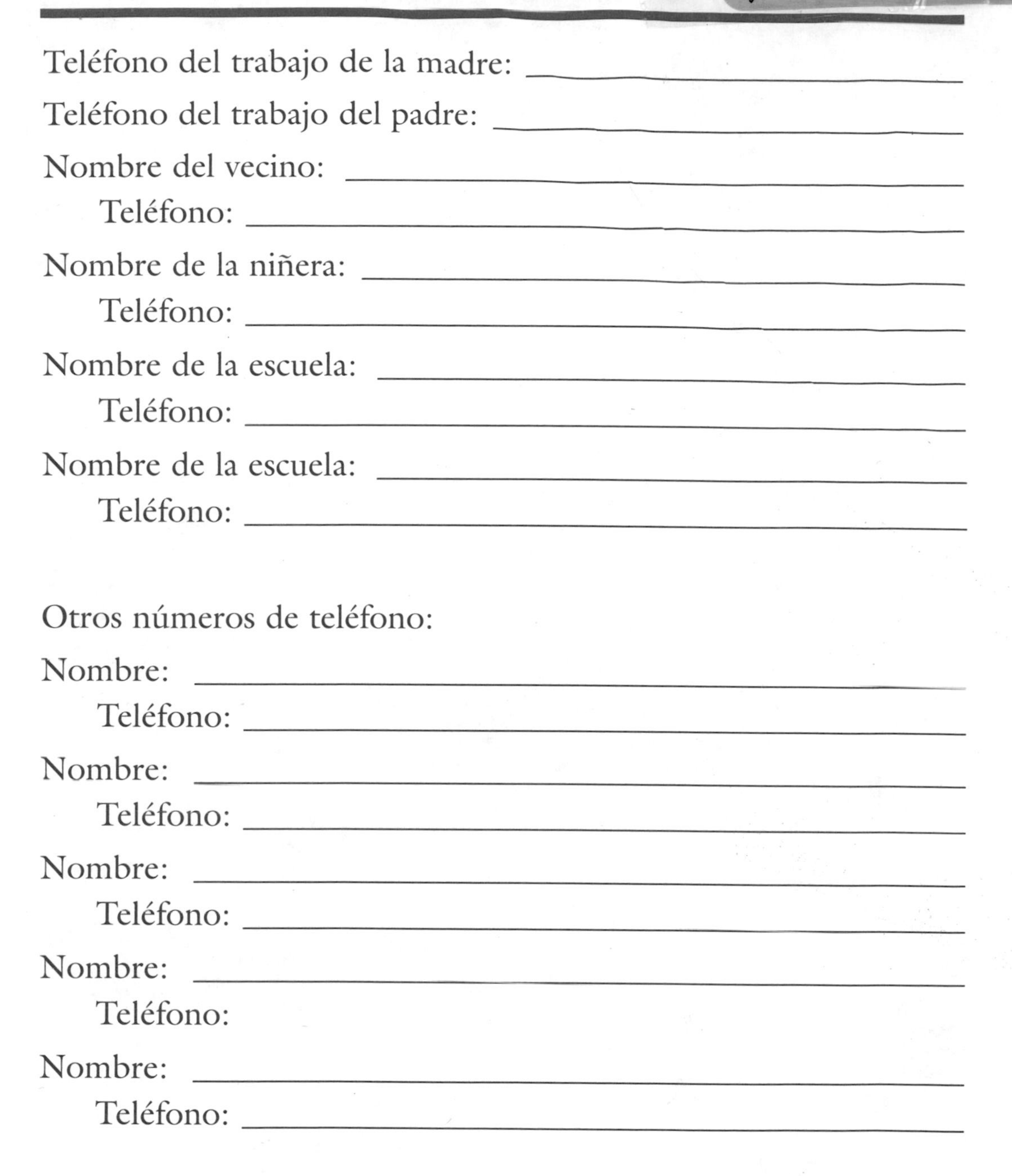

Números de teléfono

Teléfono del trabajo de la madre: ____________________

Teléfono del trabajo del padre: ____________________

Nombre del vecino: ____________________

Teléfono: ____________________

Nombre de la niñera: ____________________

Teléfono: ____________________

Nombre de la escuela: ____________________

Teléfono: ____________________

Nombre de la escuela: ____________________

Teléfono: ____________________

Otros números de teléfono:

Nombre: ____________________

Teléfono: ____________________

Nombre: ____________________

Teléfono: ____________________

Nombre: ____________________

Teléfono: ____________________

Nombre: ____________________

Teléfono:

Nombre: ____________________

Teléfono: ____________________

¿Qué Hacer Cuando Su Niño Se Enferma?

Fácil de leer • Fácil de usar

Gloria Mayer, R.N.

Ann Kuklierus, R.N.

Institute for Healthcare Advancement
501 S. Idaho Street
La Habra, California 90631
(800) 434-4633

Impreso en Estados Unidos
Edición actualizada y aumentada

11 10 09   17 16 15
ISBN: 978-0-9701245-1-7

A nuestros lectores

Este libro está dirigido a madres, padres y a cualquier otra persona que se dedica al cuidado de niños. Esperamos que resulte útil para que sus niños estén protegidos y sanos.

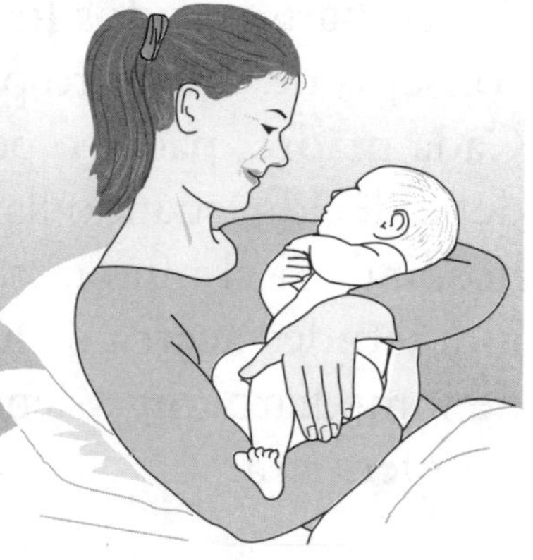

Aquí le indicamos lo que debe hacer al obtener este libro.

- Complete los números de teléfono al principio del libro. Conserve el libro donde pueda encontrarlo fácilmente.
- Consulte las páginas viii–xiii para ver el contenido del libro.
- Lea y siga los consejos de seguridad en las páginas 2–10.
- Consulte la página vii para ver cuándo debe llamar al médico.
- Lea algunas páginas todos los días. Así sabrá qué hacer cuando el niño se enferme.
- Tome un curso de resucitación cardiopulmonar (CPR). De este modo sabrá qué hacer si alguna vez el niño sufre un paro cardíaco o respiratorio. Llame al hospital local, a la Asociación Americana del Corazón (American Heart Association) o a la Cruz Roja Americana (American Red Cross) para preguntar dónde puede tomar este curso.

- Al final del libro, hay un glosario. Allí se explica el significado de algunas palabras.

Este libro ha sido leído por médicos y enfermeras capacitados en el cuidado de niños. Ellos aprueban la información que aquí se ofrece y han manifestado que es confiable y útil.

Sin embargo, **todos los niños son diferentes.** Algunos de los consejos de este libro pueden resultar inadecuados para su niño. Cada madre, padre o persona que esté al cuidado de un niño debe decidir cuándo llamar al médico o cuándo acudir al hospital. Si el niño está enfermo y usted tiene dudas, preguntas o inquietudes acerca de los consejos del libro, consulte a su médico de inmediato. Siga siempre las indicaciones de su médico o de la enfermera.

Cuándo llamar al médico o a la clínica

A veces es necesario llamar al médico para obtener ayuda inmediatamente, por ejemplo:

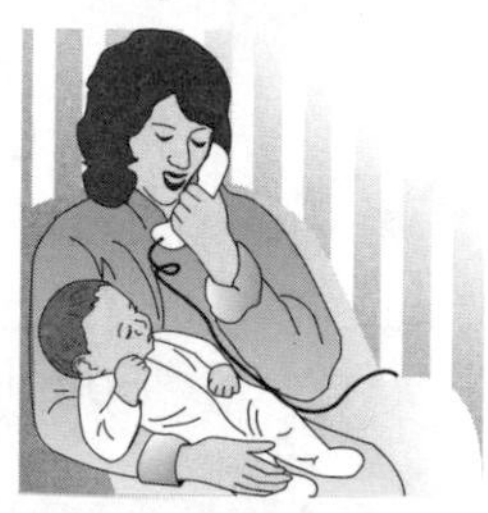

- El niño tiene problema para respirar.
- Hemorragia que no se detiene.
- Una lesión que usted piense pueda causar la muerte del niño.
- Sangre en la orina o en el excremento del niño.

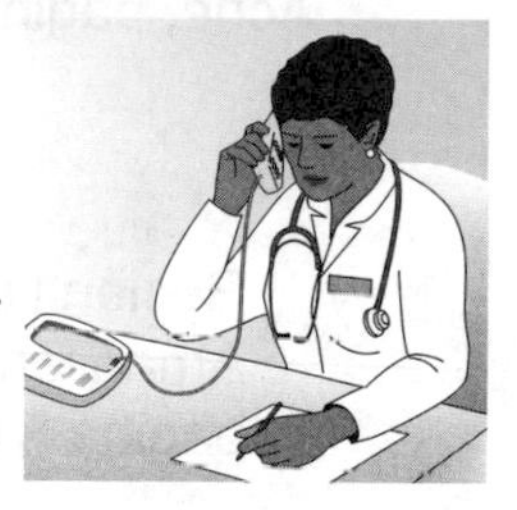

- Expectoración o vómito de sangre.
- Diarrea y ausencia de orina durante 6 horas.
- La mollera del bebé sobresale o está hundida.
- Dolor de oídos o secreción de líquido, pus o sangre.
- El niño tiene problemas para tragar o no come.
- El niño tiene fiebre y tortícolis (no puede tocarse el pecho con la barbilla).
- Temperatura rectal de 100.2°F (37.8°C), si el bebé tiene menos de 2 meses.
- Temperatura rectal de 101°F (38.3°C), si el bebé tiene entre 2 y 6 meses.
- Temperatura rectal de 103°F (39.4°C), si el bebé tiene entre 6 meses y 2 años.

Ésta es una lista breve de las situaciones en las que debe llamar al médico y obtener ayuda inmediatamente. Lea en el libro otras circunstancias en las que debe llamar a su médico o a la enfermera.

Contenido del libro

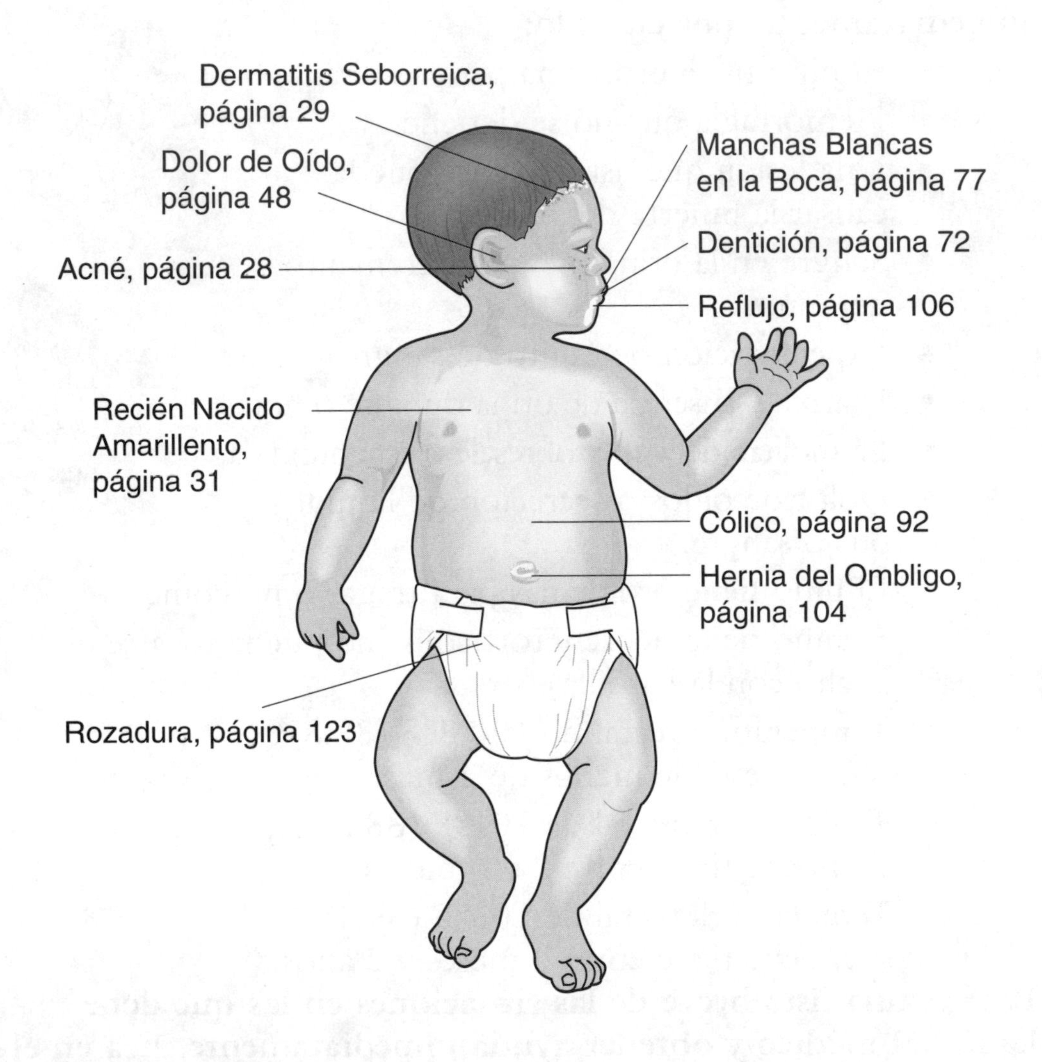

Contenido del libro

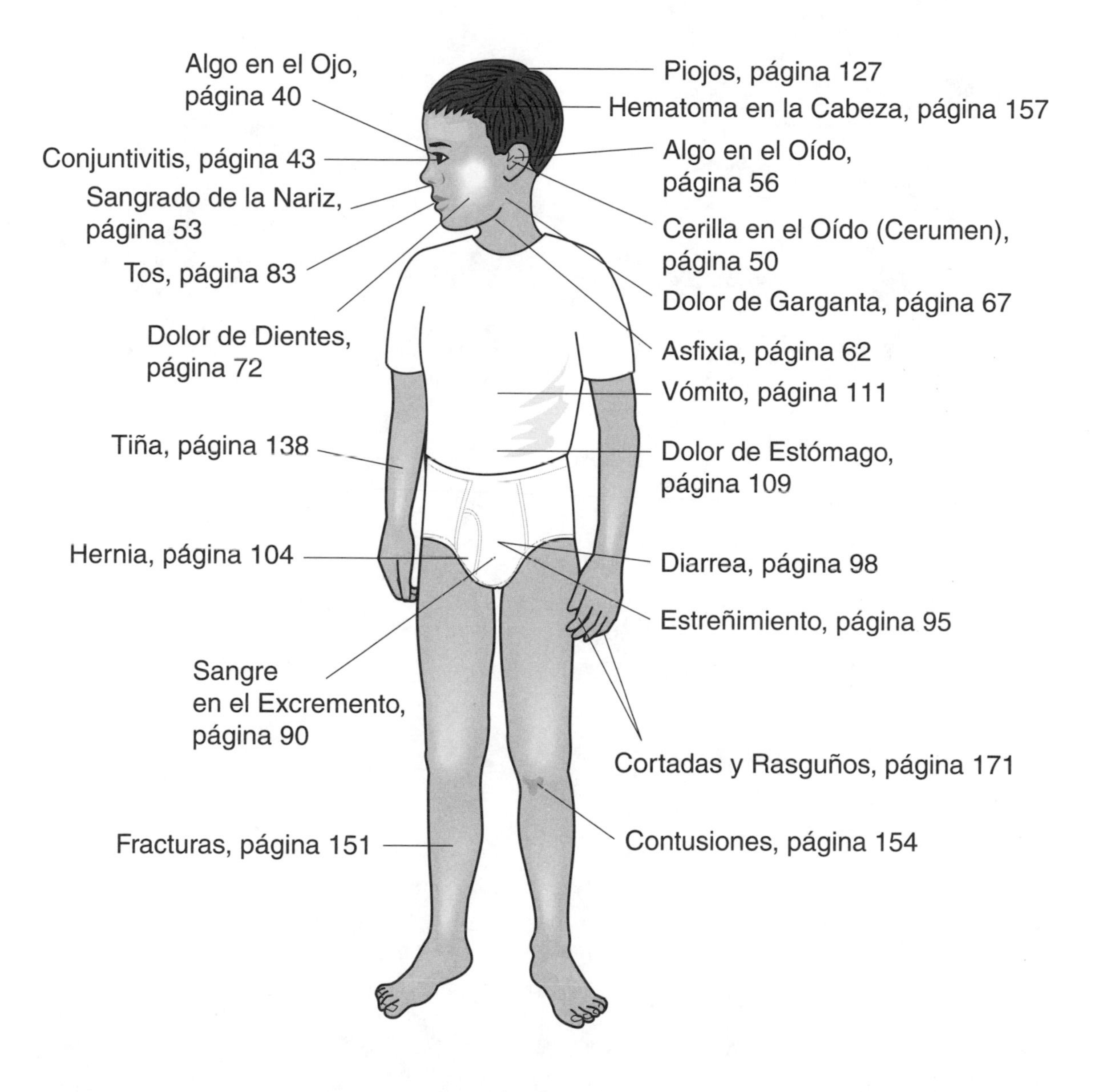

Contenido del libro

Consejos de seguridad 1

Notas

¿Qué son?

Los consejos de seguridad le indican qué debe hacer para mantener a su hijo seguro. Muchos niños sufren heridas graves o mueren en accidentes. Sea prudente, siga estos consejos para que su hijo esté seguro.

¿Qué puedo hacer para evitar fracturas?

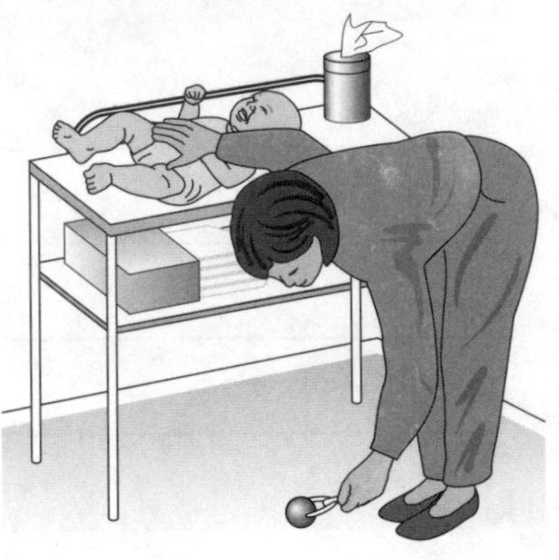

- Nunca deje solo a un niño pequeño en un lugar elevado, ni siquiera por unos segundos. Esto incluye sofás, cambiadores o carritos de compras. El niño puede sufrir una caída seria.
- Las barandas de la cuna siempre deben llegar a la altura de la barbilla del bebé.
- No use un andador. El bebé puede caerse o chocar contra una puerta de seguridad.
- Ponga cerraduras de seguridad en las ventanas. El niño puede abrir una ventana y caer.

¿Qué puedo hacer para evitar quemaduras?

- Mantenga los fósforos y encendedores alejados de los niños. Enséñeles que no deben jugar con fósforos ni con otros elementos que puedan provocar un incendio.
- Coloque detectores de humo en todos los dormitorios y en el corredor y pruébelos todos los meses. Cambie las baterías cada 4 ó 6 meses.

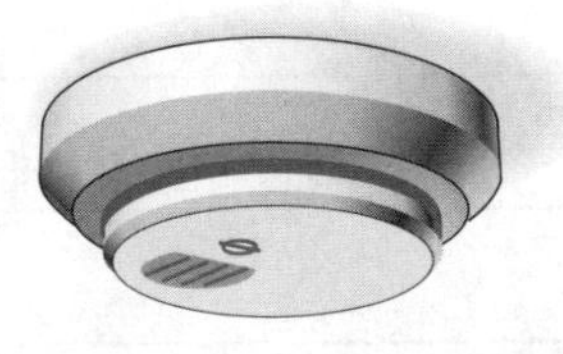

Consejos de seguridad

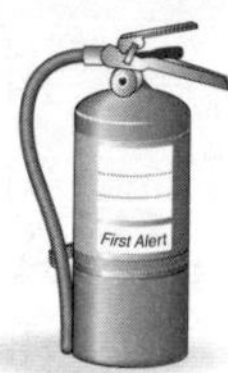

- Compre un extinguidor de incendio para el hogar. Téngalo a mano. Aprenda a usarlo.
- Enseñe a los niños a detenerse, tirarse al piso y rodar si se incendia su ropa.
- Ponga el calentador de agua a 120°F (49°C). Si la temperatura es más alta que la mencionada, el agua puede quemar al niño.

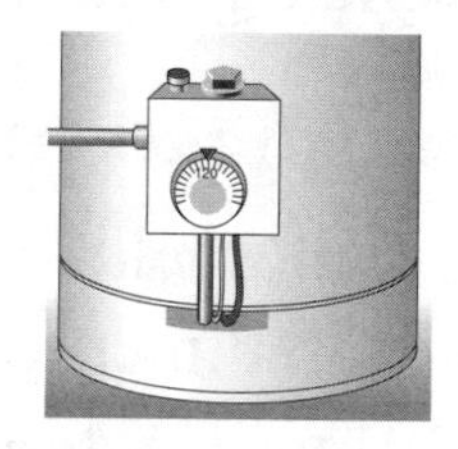

- Antes de colocar al niño en la bañera, asegúrese de que el agua no esté demasiado caliente. Para saber la temperatura del agua, coloque el codo en el agua de baño.

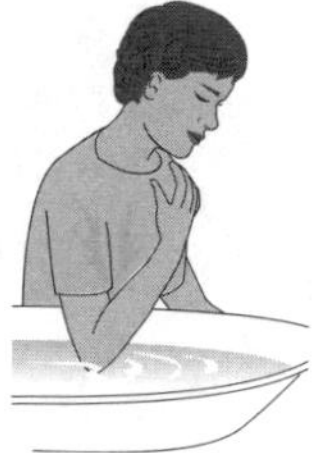

- Mantenga a los niños alejados de la estufa, las planchas y las tenacillas para rizar el cabello. Apague y desconecte esos aparatos cuando no los esté usando.
- A los niños les gusta estirarse y tomar cosas. Mueva las asas de las ollas para que el niño no pueda agarrarlas.

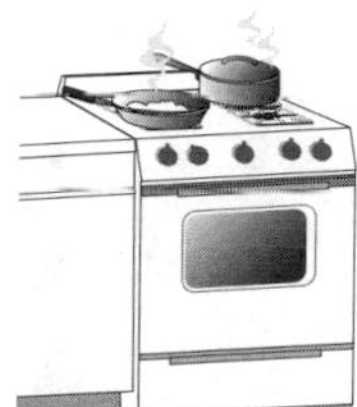

- Nunca sostenga al niño mientras bebe un líquido caliente, por ejemplo café.
- Nunca sostenga al niño mientras cocina en la estufa.

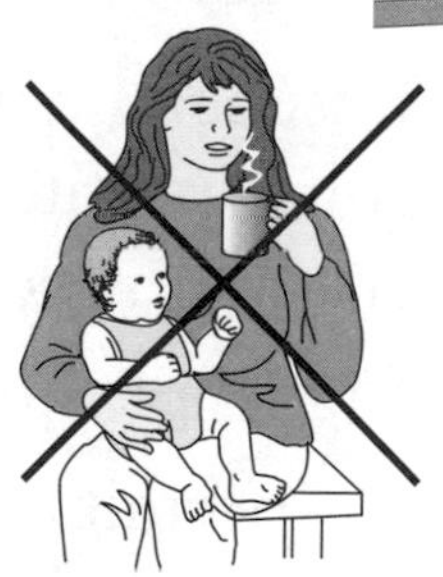

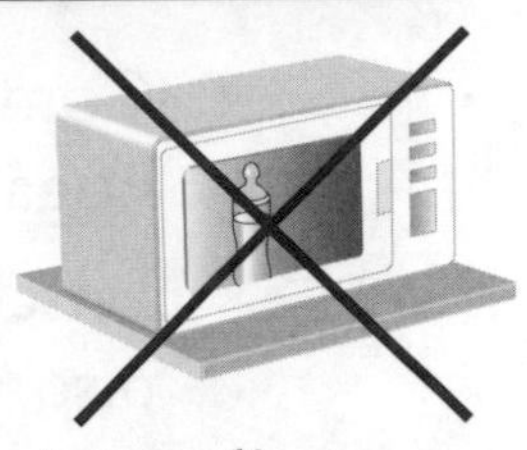

- Nunca caliente el biberón o los alimentos del niño en un horno de microondas. Algunas partes pueden calentarse demasiado y quemar al niño.
- Enseñe a los niños qué hacer en caso de un incendio.

¿Qué puedo hacer para evitar la asfixia?

- Los bebés y los niños pequeños pueden atragantarse con algunos alimentos como:
  - Palomitas de maíz
  - Goma de mascar
  - Dulces pequeños y duros como M&Ms
  - Uvas
  - Nueces
  - Pasas
  - Perritos calientes (hot dogs)
  - Vegetales crudos
- No dé a un niño pequeño ningún alimento que sea pequeño, duro y redondo.
- Los niños pueden atragantarse con:
  - Globos
  - Huesos de cereza
  - Monedas
  - Baterías de reloj
  - Semillas de naranja
- Enséñeles a masticar bien. Corte bien los alimentos como perritos calientes (hot dogs), uvas y vegetales crudos en pedazos muy pequeños.
- Vigile a los niños cuando estén comiendo.
- No permita que el niño corra con cosas en la boca.
- Asegúrese que los juguetes no tengan piezas pequeñas que se puedan desprender.

- No dé a los niños pequeños juguetes que tengan piezas más pequeñas que el tamaño de este círculo:

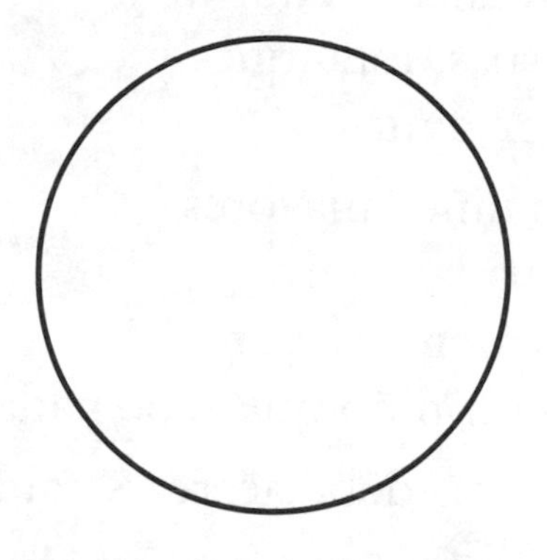

- Asegúrese todos los días que el chupón no tenga partiduras. Compre un nuevo chupón cada 2 ó 3 meses.
- Enseñe al niño que sólo debe colocarse comida en la boca.

¿Qué puedo hacer para evitar que el niño se ahogue?

- Un niño pequeño puede ahogarse en muy poca cantidad de agua, por ejemplo en una cubeta. No deje agua en las cubetas. Vacíe la piscina del bebé cuando no la use.

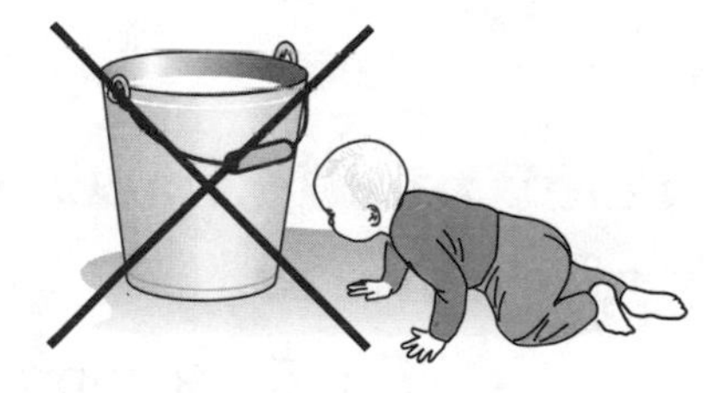

- Un niño pequeño también puede ahogarse en el inodoro (sanitario). Siempre ponga un seguro en la tapa del inodoro (sanitario). Cierre la puerta del cuarto del baño con llave o use una puerta de seguridad para que el bebé no pueda entrar.
- Nunca deje solo al niño cerca del agua. No corra riesgos, ni siquiera por algunos segundos.

- No deje solo al niño en la bañera. No corra riesgos, ni siquiera por algunos segundos.
- Coloque cercas alrededor de las piscinas, spas, estanques y otras masas de agua. 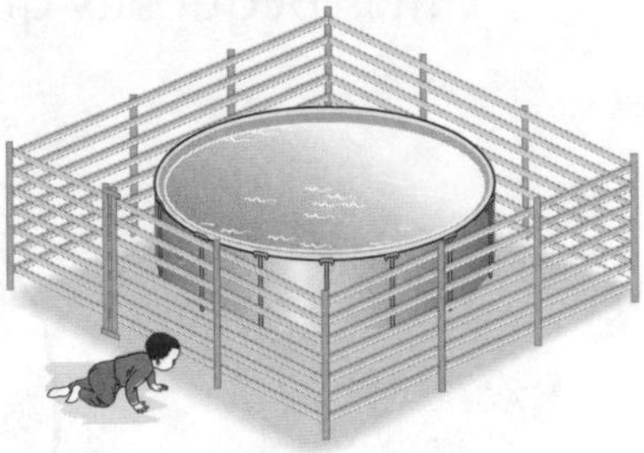
- Enseñe a los niños mayores de 4 años a nadar, **pero permanezca siempre con ellos.** Hasta un niño que sabe nadar puede ahogarse.
- Enséñele que no debe acercarse al agua solo.
- Enséñele que debe nadar siempre en compañía de un adulto.

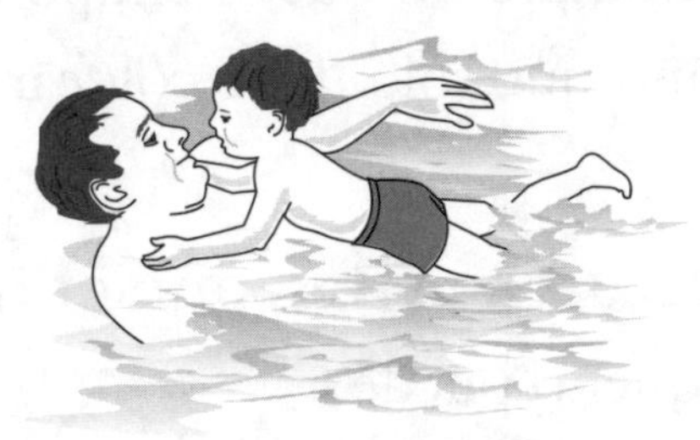

¿Qué puedo hacer para evitar lesiones en la cabeza?

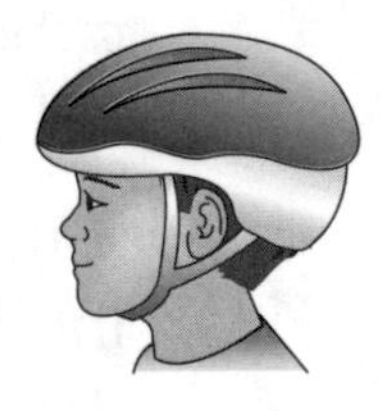

- El niño siempre debe usar un casco para practicar ciertos deportes. Esto incluye andar en bicicleta, patines y patineta o monopatín. El casco debe cubrir la parte superior de la frente.

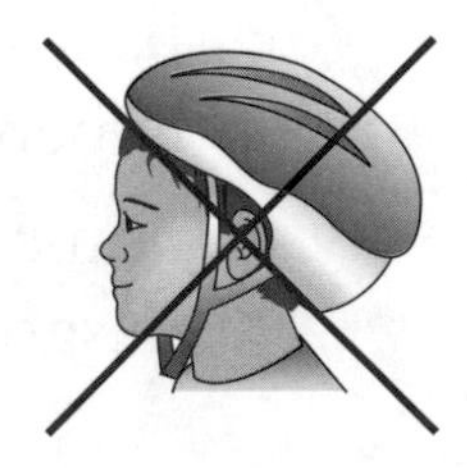

- Lleve al niño en el asiento trasero del automóvil. Es el lugar más seguro. El niño debe ir siempre en un asiento para niños o usar el cinturón de seguridad.

Consejos de seguridad

- Si el asiento del acompañante tiene bolsas de aire, **nunca** lleve al niño en el asiento delantero.
- El asiento del niño dependerá de la edad y el peso del niño.
  - Coloque a los niños de hasta 20 libras (9 kilos) en un asiento para bebés en dirección hacia la parte trasera del automóvil. El asiento de bebé debe estar inclinado hacia atrás.

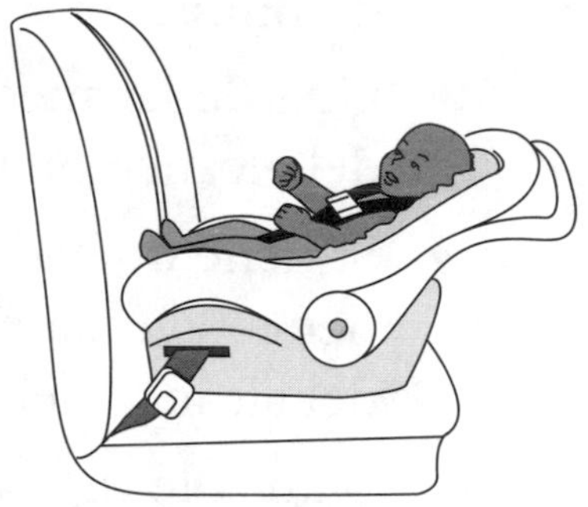

  - Coloque a los niños de más de 20 libras (9 kilos) **y más de un año de edad** en un asiento para niños en dirección hacia la parte delantera del automóvil.
  - Existen leyes estatales que establecen cuándo debe poner a un niño en un asiento tipo booster. Pregunte a su doctor o enfermera.
- Nunca deje al niño solo en un lugar elevado de donde pueda caerse.
- Las barandas de la cuna siempre deben llegar a la altura de la barbilla del bebé.
- Coloque una barrera para impedir que el niño tenga acceso a las escaleras.

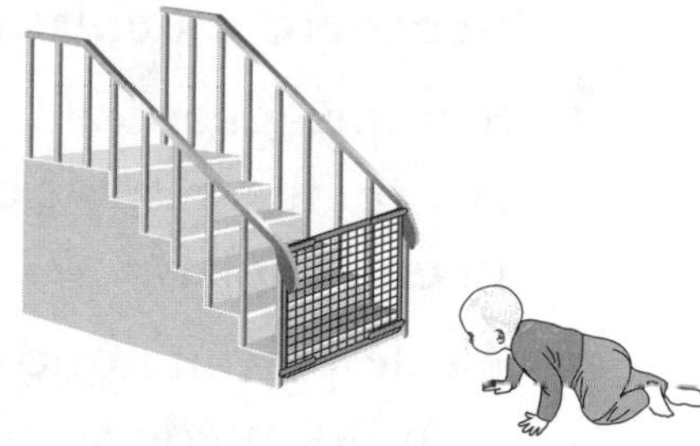

- Cierre con llave todas las puertas que conducen a las escaleras.
- Nunca sacuda ni golpee al bebé. El cerebro de su bebé es muy blando y esto puede herirlo y llegar a matarlo.

¿Qué puedo hacer para evitar envenenamiento (intoxicación)?

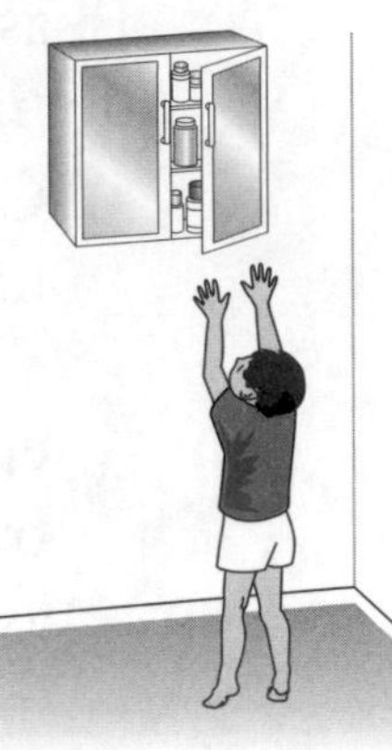

- Compre medicinas con tapas a prueba de niños.
- Guarde las medicinas y las vitaminas fuera del alcance de los niños.
- Si tiene invitados en su casa, pregúnteles si tienen alguna medicina y póngala fuera del alcance del niño.
- Nunca le diga al niño que la medicina es un dulce.
- Lea bien la etiqueta antes de darle una medicina al niño. Durante la noche se cometen muchos errores. Encienda la luz y mire bien la etiqueta del frasco de medicina.
- No le dé a su niño la medicina de otra persona.
- Guarde todos los productos de limpieza y otras sustancias venenosas en gabinetes cerrados con llave. El niño podría ingerirlas. No guarde jabón, productos de limpieza o productos similares debajo del fregadero o del lavamanos.

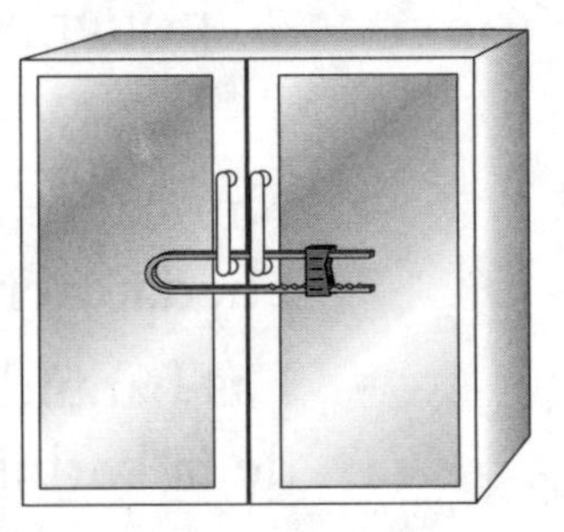

- Siempre guarde los productos en sus envases originales. No ponga sustancias venenosas en frascos de alimentos ni en botellas.
- No le permita que descascare y se coma la pintura vieja. El niño puede sufrir una intoxicación con plomo.

- Nunca mezcle productos de limpieza como cloro y amoníaco. Puede despedir un gas que puede intoxicarlo seriamente.

¿Qué más puedo hacer para la seguridad del niño?

- Nunca deje al niño solo en un automóvil. No corra riesgos, ni siquiera por algunos minutos.
- Ponga a dormir al niño boca arriba, no boca abajo. No coloque almohadas en la cuna. **Nunca** ponga a dormir al niño en una cama de agua.
- A los bebés y a los niños pequeños les gusta agarrar cosas. Aleje la cuna de aquellas cosas que el bebé pueda jalar hacia la cuna. Esto incluye persianas, cortinas y cuerdas colgantes.
- Mantenga todas las cuerdas fuera del alcance de los niños. El niño puede atar la cuerda alrededor de su cuello y puede morir. También puede jalar la cuerda y tirarse algún objeto en la cabeza.
- Cubra todas las tomas eléctricas con cubiertas plásticas de seguridad.

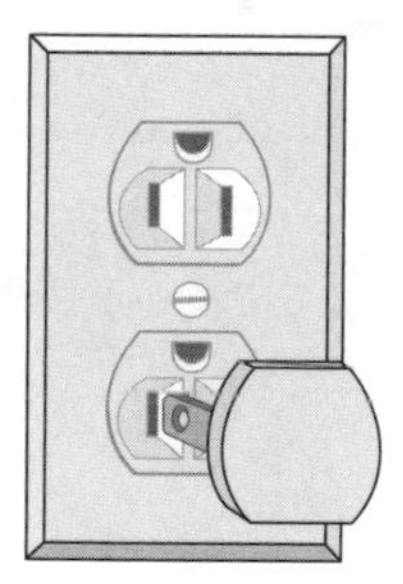

- Enseñe a los niños que nunca deben tocar interruptores de luz ni cosas eléctricas estando en contacto con el agua.
- Guarde los elementos filosos lejos del alcance de los niños. Estos elementos incluyen cuchillos, agujas, alfileres y clavos.

Consejos de seguridad

- Mantenga las bolsas de plástico fuera del alcance de los niños.
- Cubra todas las esquinas afiladas de los muebles.

El cuidado del niño enfermo

2

Notas

Cómo saber si su niño tiene fiebre

¿Qué es?

Fiebre es la elevación de la temperatura del cuerpo. La temperatura normal de la mayoría de los niños es de alrededor de 98.6°F. Para saber si el niño tiene fiebre, debe tomarle la temperatura. **Debe usar un termómetro.** Es posible que el niño parezca caliente al tocarlo y que no tenga fiebre. Si el niño tiene fiebre, vaya a la página 14.

¿Cómo tomar la temperatura?

Hay varias maneras de determinar si el niño tiene fiebre. Si no está segura de cuál es la mejor manera, pregunte al médico o a la enfermera.

Esta es la manera de usar un termómetro digital. Es muy fácil y seguro.

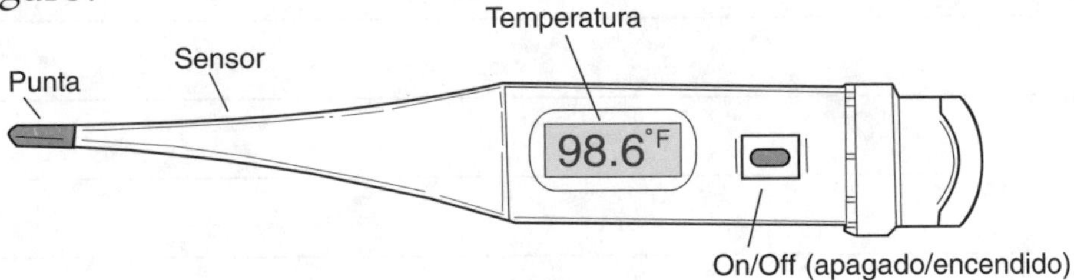

- Hay varios tipos de termómetros digitales. Lea el papel que viene con el termómetro para aprender a usarlo. No tire el papel para que pueda consultarlo después.
- Si no sabe cómo usar el termómetro, pregunte a la enfermera o a alguien que trabaje en la farmacia.
- Los termómetros digitales funcionan con pilas. Apáguelo cuando no lo esté usando.

- Puede usar un termómetro digital para tomar la temperatura en:
  - El recto (rectal)
  - La boca (oral)
  - La axila (debajo del brazo)
- Nunca debe poner un termómetro en la boca después de haberlo usado rectalmente, pero puede ponerlo en la axila.

Temperatura rectal

- Puede cubrir la punta del termómetro con una cubierta especial de plástico para tomar la temperatura en el recto. Si utiliza una cubierta de plástico, tírela a la basura después de usarla.
- Aplique una jalea soluble con agua como K-Y jelly en la punta del termómetro o en la cubierta de plástico. Con esto el termómetro resbalará más fácilmente en el recto. **No use Vaseline (vaselina).**
- Coloque al bebé boca abajo sobre sus piernas.
- Si el niño es más grande, acuéstelo sobre una cama o una mesita de cambiar pañales.

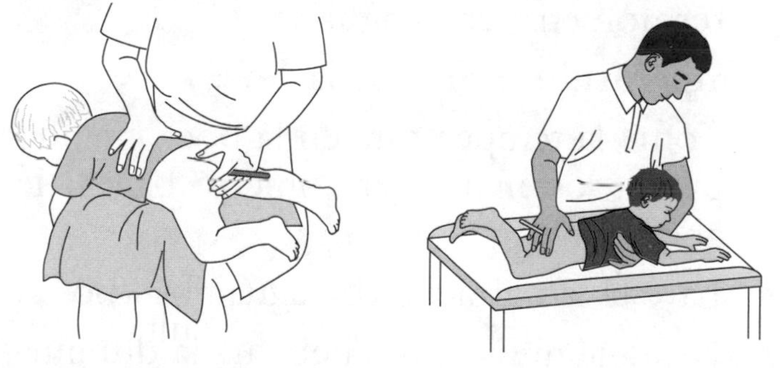

- No inserte la punta más de ½ pulgada en el recto. El termómetro debe resbalar fácilmente. No lo empuje.

½ pulgada

- Sostenga el termómetro en su lugar.

- No deje que se mueva el niño y no deje que se dé vuelta sobre el termómetro.
- Para tomar la temperatura en el recto debe esperar aproximadamente 1 minuto. El termómetro hará un sonido cuando esté listo.
- Algunos termómetros también hacen un sonido si están colocados en el lugar correcto. Lea el papel que viene con el termómetro para saber cómo usarlo.
- La temperatura aparecerá en la pantalla. Así es como se mide la temperatura.

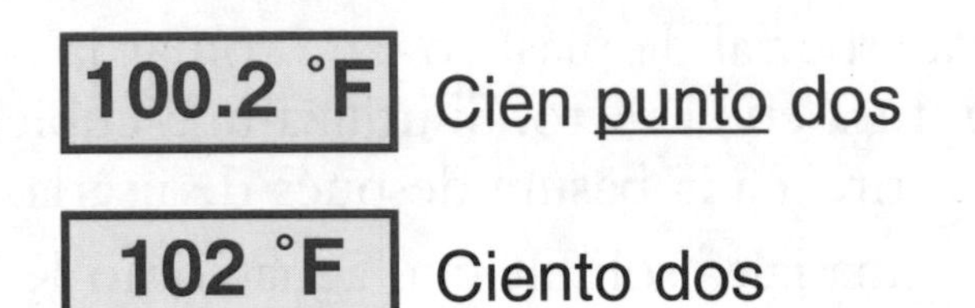

- Asegúrese de saber cómo se lee el termómetro. Si necesita ayuda, pregunte a su médico, enfermera o a alguien en la farmacia.
- Lave la punta y el sensor del termómetro con agua tibia (no caliente) y jabón. No sumerja todo el termómetro en el agua.

Temperatura oral (por la boca)

- Tome la temperatura en la boca cuando el niño pueda sostener el termómetro bajo la lengua sin abrir la boca.
- Lave el termómetro con agua tibia (no caliente) y jabón.
- No deje que el niño beba nada durante 15 minutos antes de tomar la temperatura.
- Coloque el termómetro debajo de la lengua del niño. Pida al niño que cierre la boca y coloque sus labios alrededor del termómetro.

- Quédese con el niño mientras tenga el termómetro en la boca. Si lo desea, usted puede sostenerlo.
- Para tomar la temperatura en la boca debe esperar aproximadamente 1 minuto. El termómetro hará un sonido cuando esté listo.
- La temperatura de su niño aparecerá en el termómetro. Vea la página 12 para saber cómo leer la temperatura.

Temperatura debajo del brazo (axila)

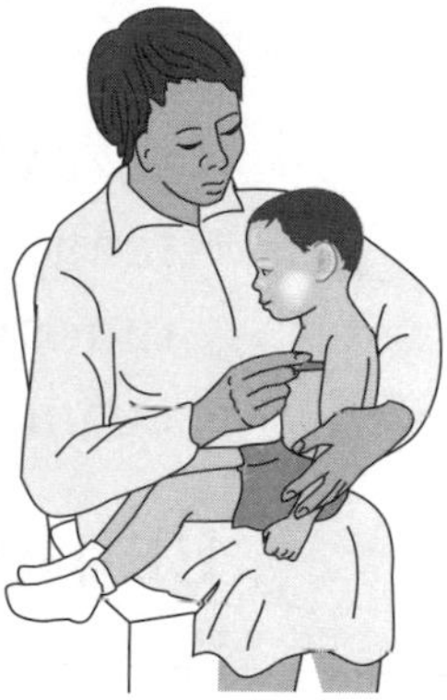

- Este método podría no darle la temperatura correcta. Informe a su médico si le toma la temperatura a su hijo de esta manera.
- Lea el papel que viene con el termómetro para saber por cuánto tiempo lo debe dejar bajo el brazo.
- Seque la axila del niño con una toalla. Coloque la punta del termómetro en el centro de la axila.
- Coloque el codo del niño contra su cuerpo y sosténgalo ahí.
- Si la temperatura es superior a 100 grados, tómela otra vez en la boca o el recto.
- Vea la página 12 para saber cómo leer la temperatura.

¿Qué más debo saber acerca de cómo tomar la temperatura?

- Los termómetros digitales no son juguetes. Manténgalos fuera del alcance de los niños.
- Existen otros tipos de termómetros. Si no sabe cuál usar, por favor pregunte a su médico o enfermera.

Fiebre

¿Qué es?

La fiebre es cuando la temperatura del cuerpo es más alta de 99–99.5°F (37.2–37.5°C) por boca (oral) o 100–100.5°F (37.7–38°C) por recto. Todos los niños tienen fiebre alguna vez. Generalmente, la fiebre es un signo de infección. La temperatura normal tomada por la boca de la mayoría de los niños es de unos 98.6°F (37°C). Tómele la temperatura al niño cuando esté sano para que sepa cuál es su temperatura normal.

¿El niño tiene alguno de estos síntomas?

- Cara enrojecida.
- Piel caliente y hasta húmeda.
- Escalofríos.
- Ojos vidriosos.
- Respiración y latidos del corazón acelerados.
- El niño puede estar lloroso y tener dolor de cabeza.

¿Qué puedo hacer en casa?

- Dele mucho líquido al niño. Las paletas de helado y las bebidas frías alivian la fiebre.
- Vista al niño con prendas livianas. Demasiada ropa puede aumentar la fiebre.
- Mantenga la habitación del niño fresca. Baje la calefacción. Si hace calor en la habitación, use un ventilador.

- Tome la temperatura del niño cada 4 horas durante el día, o más seguido si se ve enfermo o se comporta como si estuviera enfermo.
- Dele Tylenol cada 4 ó 6 horas si la temperatura oral supera los 101°F (38.3°C). Lea la etiqueta para averiguar la dosis o pregunte al médico o a la enfermera.
- **No dé aspirina a ninguna persona menor de 21 años.** La aspirina puede causar enfermedades graves a los niños.
- Tome la temperatura del niño 30 minutos después de haberle dado el Tylenol. Si la temperatura oral sigue superando los 102°F (38.8°C) o la rectal los 103°F (39.4°C), pásele una esponja humedecida con agua tibia.
- Hágalo de la siguiente manera: Coloque al niño en 3 pulgadas (aproximadamente 8 centímetros) de agua tibia. Humedezca al niño con una toalla o esponja durante 10 ó 15 minutos. Deténgase si el niño comienza a temblar. Los escalofríos aumentan la fiebre.

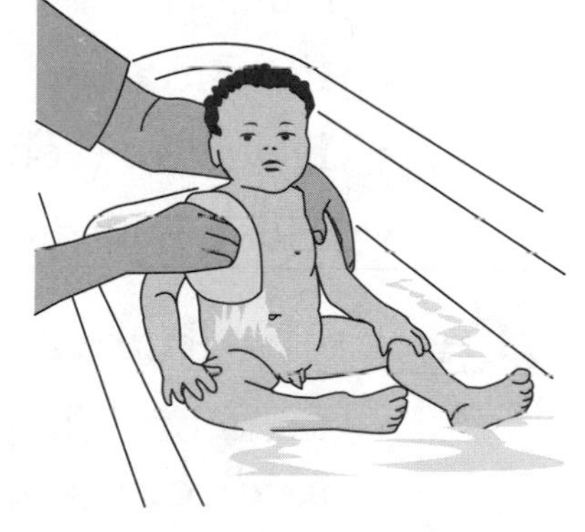

- No ponga alcohol en el agua.

¿Cuándo debo llamar al médico o a la enfermera?

- El bebé tiene menos de 2 meses y tiene 100.2°F (37.8°C) o más de temperatura (rectal).
- El bebé es entre 2 y 6 meses de edad y tiene 101°F (38.3°C) o más de temperatura (rectal).
- El niño tiene más de 6 meses y tiene 103°F (39.4°C) o más de temperatura (rectal).
- Sufre convulsiones.

- Llora cuando lo toca o lo mueve y no hay forma de consolarlo.
- Tiene el cuello tieso (no puede tocarse el pecho con la barbilla).
- Es difícil hacer que se despierte.
- Tiene problema para respirar.
- La mollera del bebé sobresale o está hundida.
- El niño tiene mucha tos, manchas blancas en la garganta, ardor al orinar o dolor de oído.
- El niño tiene señales de una infección en la piel. Algunas señales son el dolor, enrojecimiento o pus que sale de la piel.
- El niño tiene una erupción en la piel.
- Devuelve (vomita) o tiene dolor de estómago.
- Tiene manchas que parecen moretones.

¿Qué debo hacer si mi niño tiene convulsiones?

- La fiebre alta puede provocar convulsiones. Llame al médico. Los niños con convulsiones deben recibir atención médica.
- **No** intente detener el movimiento de los brazos y las piernas.
- Acueste al niño de lado para que no se ahogue al vomitar.
- No coloque nada en la boca del niño.

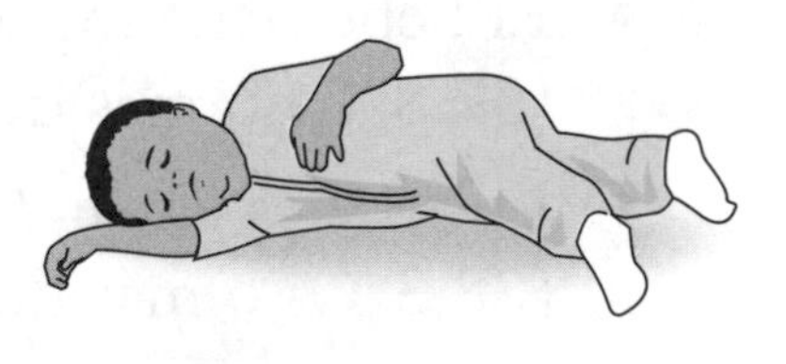

- **Llame al 911** si el niño tiene problema para respirar o se pone morado. También **llame al 911** si las convulsiones duran más de 2 ó 3 minutos.
- Quítele las ropas ajustadas y abrigadas y los calcetines para bajar la fiebre.
- Coloque un paño húmedo y frío en la frente y el cuello del niño.
- Pásele una esponja humedecida con agua tibia sin sacarlo de la cama.
- Si empieza a temblar, deje de humedecerlo y cúbralo ligeramente.
- No coloque al niño en la bañera durante las convulsiones.
- No le dé alimentos ni bebidas durante o inmediatamente después de las convulsiones.

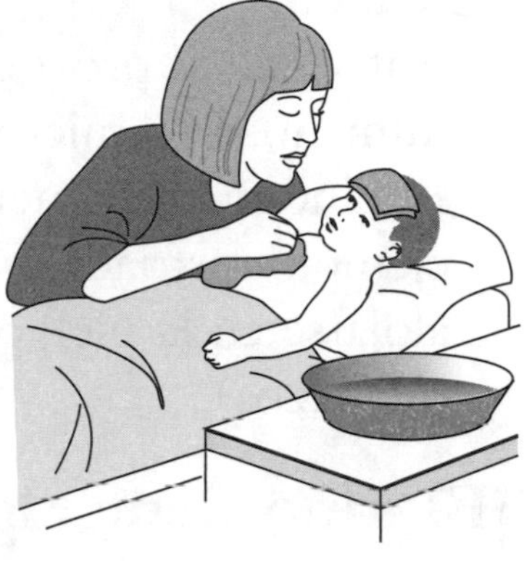

¿Qué más debo saber acerca de la fiebre?

- La fiebre no es una enfermedad. Es la respuesta del cuerpo a una enfermedad o a una herida.
- En la mayoría de los casos, la fiebre se debe a infecciones virales y dura 2 ó 3 días.
- Muy pocos niños sufren convulsiones provocadas por la fiebre.
- Es posible que el niño tenga fiebre después de recibir una vacuna (inmunización) y desaparecerá en aproximadamente 24 horas.

Infección

¿Qué es?

Enfermedad provocada por microbios invisibles al ojo humano. Los microbios se contagian de una persona a otra. El niño puede tener una infección dentro del cuerpo, por ejemplo resfriado y gripe. Las infecciones también pueden alojarse en la piel, por ejemplo en cortadas y rasguños (arañazos).

¿El niño tiene alguno de estos síntomas?

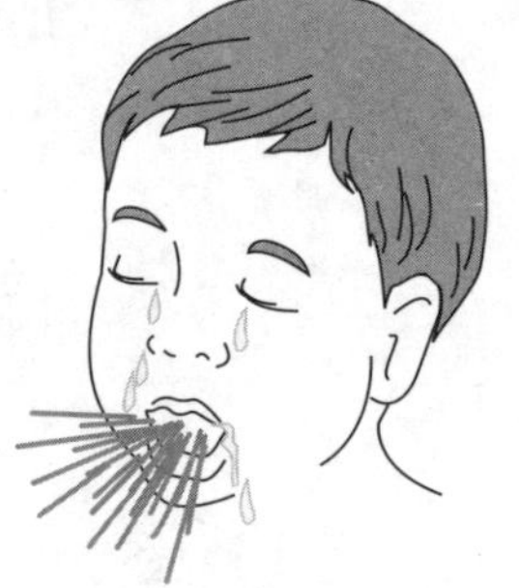

Si hay una infección dentro del cuerpo, es posible que observe:

- Estornudos y tos
- Fiebre
- Dolor de oídos, garganta, cabeza u otras partes del cuerpo
- Ardor al orinar
- El niño no quiere comer ni beber
- Tiene aspecto de enfermo

Si hay una infección en la piel, es posible que observe:

- Enrojecimiento
- Rayas rojas en la piel cerca de la cortada o la llaga
- Hinchazón y calor en la piel
- La cortada o la herida supura una sustancia amarilla (pus)
- Fiebre
- Dolor

¿Qué puedo hacer en casa?

- Si el médico le receta una medicina, asegúrese de usarla hasta terminarla. Continúe dándole medicina aunque el niño parezca estar bien después de unos días.
- Dé al niño mucho líquido.
- Lave bien las infecciones de la piel con agua y jabón.
- Remoje la piel. Póngale la medicina, si el médico así lo indica.

¿Cuándo debo llamar al médico o a la enfermera?

- Si sospecha que el niño tiene una infección.
- Si parece que la infección está empeorando.

¿Qué puedo hacer para evitar que la infección se propague?

Enseñe al niño las siguientes conductas para detener la propagación de las infecciones:

- Lavarse las manos frecuentemente. No tocarse la nariz ni la boca.
- Cubrirse la boca y la nariz con un pañuelo de papel al estornudar o al toser.
- Usar pañuelos de papel limpios y botarlos una vez usados.
- No besar a otros niños ni a los animales domésticos.
- No usar las tazas, cucharas ni toallas de otros niños.
- No tocar los sarpullidos o heridas de otros niños.

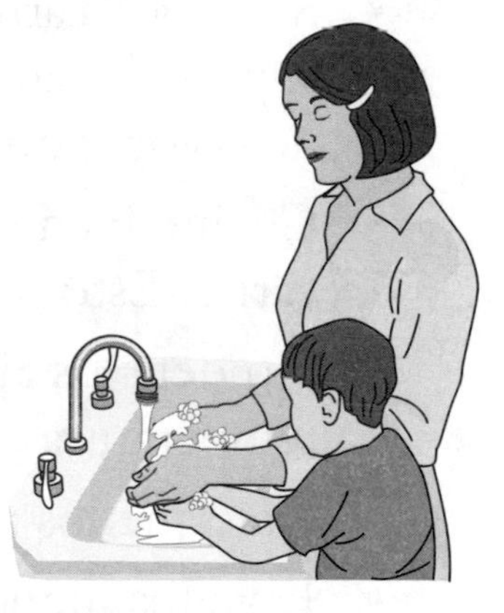

Conductas para detener la propagación de las infecciones:

- Las vacunas protegen al niño de algunas infecciones. Asegúrese de que los niños reciban todas las vacunas necesarias.
- Lávese bien las manos frecuentemente.

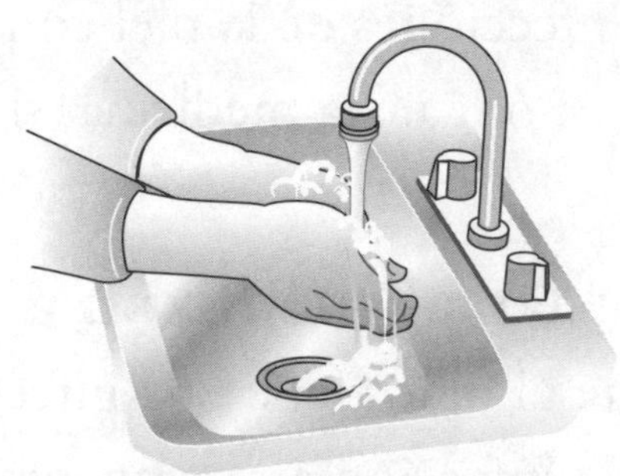

- Muchas infecciones se propagan en la cocina. Use una tabla de plástico para cortar. Es difícil eliminar los gérmenes de las tablas de madera. Lave la tabla de plásrico con agua caliente y jabón frecuentemente.
- Si colocó carne cruda sobre una tabla para cortar u otra superficie, lave el área con agua y jabón. Hágalo antes de colocar otros alimentos.
- Cocine bien los alimentos, especialmente el pollo y la carne. Esto mata los gérmenes.
- No deje los alimentos que se puedan dañar a temperatura ambiente. Guárdelos en el refrigerador.
- Coloque los pañales sucios en botes de basura cerrados.
- Lave los juguetes frecuentemente con agua caliente y jabón. También los puede lavar con agua y blanqueador (cloro). Mezcle una onza de blanqueador con 8 tazas (64 onzas) de agua.
- Mantenga su casa limpia.

Medicinas sin receta

¿Qué son?

Las medicinas sin receta, llamadas **OTC** (por sus siglas en inglés), son aquellas que se pueden comprar sin una orden (receta) médica. Sirven para aliviar los síntomas.

¿Cuáles son?

Existen muchas medicinas sin receta. El niño sólo necesitará algunas. Algunas de las medicinas sin receta que debe conocer son:

- Tylenol (Acetaminofeno). Úselo para la fiebre o el dolor.
- Medicinas para la tos como Robitussin DM. Úselo para la tos seca que no deja dormir al niño.
- Dimetapp Elixir o Pedia Care. Úselo cuando la nariz esté suelta o tapada solamente si su niño tiene más de 2 años.
- Loción de calamina. Úsela para sarpullido o comezón del cuerpo y para la varicela.
- Desitin o ungüento de óxido de cinc. Úselo para la rozadura causada por el pañal.
- Benadril (no contiene alcohol). Usarlo cuando esté resfriado, tosa, tenga comenzón o mareos en el auto.

¿Qué puedo hacer en casa?

- Consulte al médico antes de darle una medicina sin receta a niños menores de 6 años. Puede usar el ungüento para la dermatitis (rozadura) causada por el pañal sin consultar al médico.
- Dele este tipo de medicina sólo cuando sea necesario. No es necesario administrar Tylenol si el niño tiene fiebre pero está jugando y come.
- **No dé aspirinas al niño.** La aspirina puede causar enfermedades graves a su niño. En vez, use Tylenol.
- Dele siempre la dosis correcta. ¡Demasiada medicina puede producir envenenamiento y hasta la muerte! Lea la etiqueta cuidadosamente. Si no está seguro acerca de la dosis que deba darle, consulte a su médico, enfermera o farmacéutico.
- No despierte al niño para darle una medicina sin receta, a menos que lo indique el médico.
- Siempre dele la medicina con la cuchara, el medidor o el gotero que viene en el envase. Si lo pierde, pida otro en la farmacia.

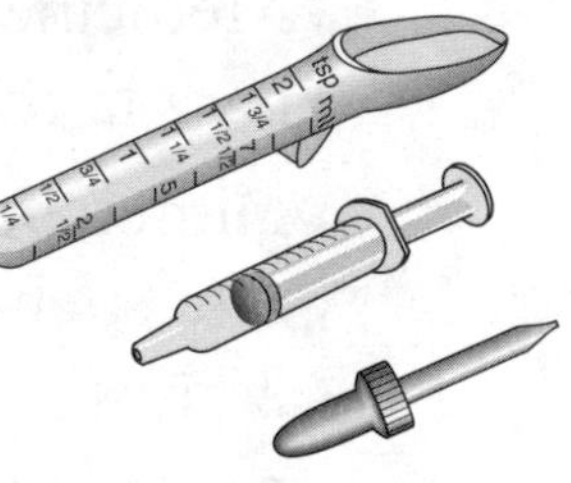

- **No** use una cuchara de cocina para medir la medicina. La dosis puede resultar excesiva o escasa.

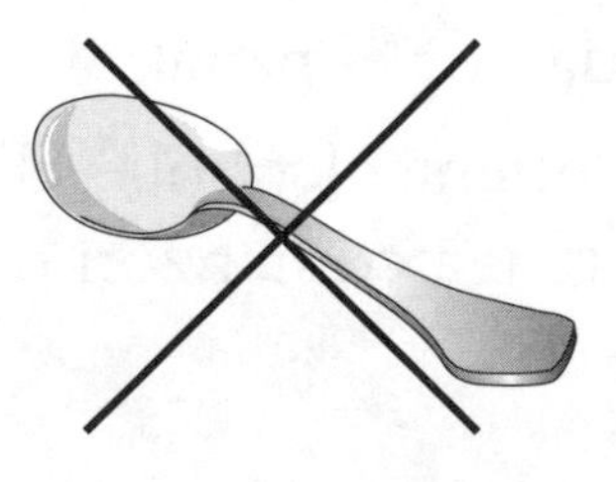

- No le dé medicinas por boca a un niño que está vomitando. Tampoco lo haga si el niño está soñoliento, llorando o tosiendo porque corre el riesgo de que se ahogue.
- No confunda las palabras cucharadita y cucharada. El símbolo para cucharadita es una c pequeña. El símbolo para una cucharada es una C grande. Una cucharada contiene tres cucharaditas.

c = Cucharadita	= Tsp.	= 5 ml. o 5 cc
C = Cucharada	= Tbsp.	= 15 ml. o 15 cc

- Conserve todas las medicinas en sus envases originales. Manténgalas fuera del alcance de los niños.
- Nunca diga que la medicina es un "dulce."

¿Cuándo debo llamar al médico o a la enfermera?

- No está seguro de dar al niño una medicina sin receta.
- No sabe cuál dosis darle.
- Cree que el niño tiene una reacción a una medicina. Es posible que a su niño se le hinche la cara, tenga una erupción en la piel, tenga dificultad para respirar o vomite.
- Está preocupado o tiene dudas.

¿Qué más debo saber acerca de las medicinas sin receta?

- Sea prudente. Lea bien la etiqueta cada vez que le dé una medicina.
- Las medicinas sin receta no curarán más rápido al niño. Pueden aliviar el malestar.
- Si su niño tiene el asma, deberá hablar con su medico, enfermera, o farmacéutico antes de darle alguna medicina sin receta.

Su bebé recién nacido 3

Notas

Acné en recién nacidos

¿Qué es?

Pequeños puntos blancos en la cara. El acné puede comenzar entre las 2 y las 4 semanas de vida. Generalmente desaparece cuando el bebé tiene entre 4 y 6 meses.

¿El niño tiene alguno de estos síntomas?

- Granos con el centro oscuro, llamados puntos negros.
- Granos con el centro claro, llamados puntos blancos.
- Los granos a menudo se encuentran en la nariz, en la cara o en el cuello.

¿Qué puedo hacer en casa?

- Lávele la cara cuidadosamente, usando un jabón neutro como Dove.
- No toque ni rasque los granos.
- No aplique cremas ni otros productos en los granos.

¿Cuándo debo llamar al médico o a la enfermera?

- Cuando los granos enrojecen o comienzan a supurar.

¿Qué más debo saber acerca del acné?

- Muchos bebés tienen granos que desaparecen entre los 4 y 6 meses de vida. No necesitan tratamiento.
- Los granos no se contagian de una persona a otra.

Dermatitis seborreica (Caspa)

¿Qué es?

Proviene de las grasas del cuerpo y piel vieja que se acumulan sobre la cabeza. La caspa es común en los recién nacidos. Tiene mal aspecto pero no produce comezón ni dolor.

¿El niño tiene alguno de estos síntomas?

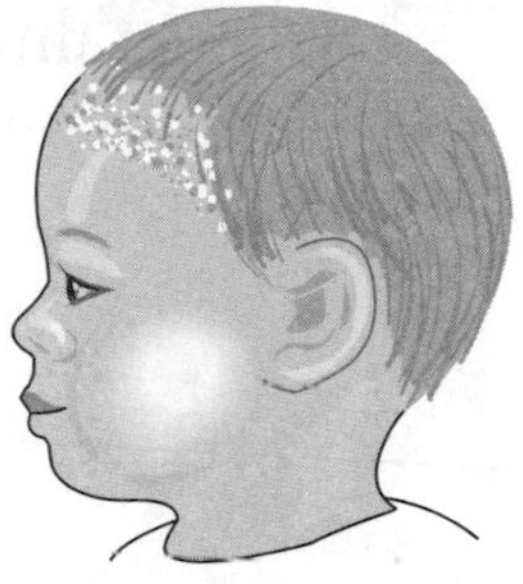

- Escamas o costra grasosa amarillenta en la cabeza del bebé (cuero cabelludo).
- Es posible que también aparezca en la frente, las cejas o detrás de los oídos.

¿Qué puedo hacer en casa?

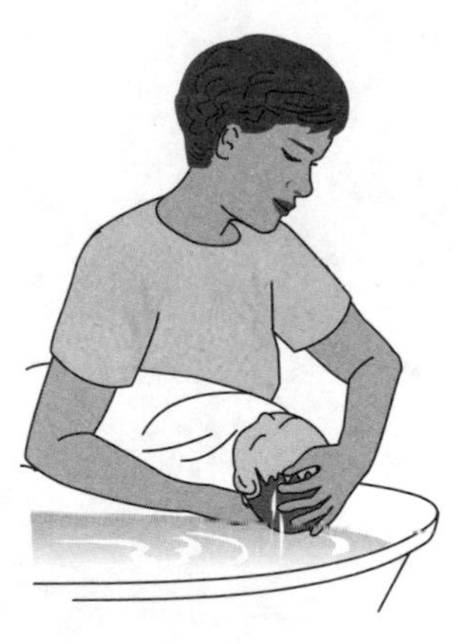

- Lave la cabeza del bebé con champú para bebés una vez al día.
- Una vez que ha colocado el champú, cepille la cabeza del bebé con un cepillo suave. Esto quitará la costra. Retire las escamas con un peine fino. Finalmente, enjuague bien.
- Si las escamas son gruesas, frote la cabeza con aceite para bebés y después de 30 minutos lave bien con champú.

- La caspa puede provocar caída de cabello. No se preocupe. Volverá a crecer.

¿Cuándo debo llamar al médico o a la enfermera?

- La caspa no desaparece después de 2 semanas de lavado y cepillado diario.
- El bebé tiene sarpullido húmedo detrás de las orejas.

¿Qué más debo saber acerca de la dermatitis seborreica?

- La caspa puede comenzar durante la primera semana de vida.
- Generalmente desaparece con dos semanas de tratamiento pero puede reaparecer.

Recién nacido amarillento (Ictericia)

¿Qué es?

Los ojos y la piel del recién nacido tienen un tono amarillento o anaranjado. Esto puede ocurrir cuando el bebé tiene entre 2 y 4 días de vida. El color amarillo deberá durar solamente una semana.

¿El niño tiene alguno de estos síntomas?

- La cara, el pecho, el estómago y la espalda tienen un aspecto amarillento o anaranjado.
- Los ojos tienen un aspecto amarillento.
- A veces los brazos y las piernas tienen un aspecto amarillento o anaranjado.

¿Qué puedo hacer en casa?

- Dele de comer al bebé cada 2-3 horas.
- Asegúrese de que su bebé orine por lo menos 6 veces al día.
- Compruebe el color del bebé todos los días bajo luz natural. Llame al médico si el bebé se pone más amarillento o anaranjado.

¿Cuándo debo llamar al médico o a la enfermera?

- Asegurarse de mantener la visita al médico luego del nacimiento del bebé.
- El tono amarillento o anaranjado aumenta o se extiende a los brazos y las piernas.

- El color amarillo o anaranjado dura más largo que una semana.
- El bebé tiene fiebre. Vaya a la página 12 para consultar cómo comprobar si el bebé tiene fiebre.
- Está cansado y no come bien.
- No evacua, por lo menos, 2 veces en 24 horas.
- Tiene aspecto de enfermo.
- El bebé no orine por lo menos 6 veces al día.

Infección del ombligo

¿Qué es?

Líquido que sale de la zona que rodea el ombligo del bebé.

¿El niño tiene alguno de estos síntomas?

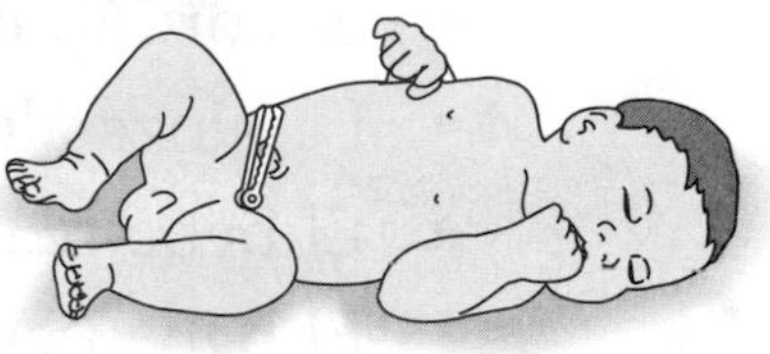

- El cordón está anudado o ha comenzado a despegarse pero aún permanece unido al ombligo.
- La piel del ombligo está enrojecida y en carne viva.
- La zona del ombligo supura un líquido amarillo, verde o sangriento.
- Hay una costra seca sobre o alrededor del ombligo.

¿Qué puedo hacer en casa?

- Mantenga el ombligo siempre seco. Cuide que el pañal no lo cubra haciendo un corte en forma de V en un pañal desechable o bien doblando un pañal de tela.
- Mantenga el ombligo al aire libre tanto como sea posible.
- Limpie la zona que rodea al ombligo cada vez que cambie el pañal. Use alcohol al 70% en un cotonete (Q-tips) o en un poco de algodón. Estos productos se pueden adquirir en cualquier farmacia o tienda de alimentos. Este no es el mismo tipo de alcohol que se bebe.

- Levante el cordón y limpie la zona donde se une al cuerpo. No tema lastimar al bebé. El alcohol no arde. El bebé llorará porque el alcohol da una sensación de frío.
- No moje el cordón hasta que el cordón se caiga y el ombligo se cicatrice.
- **No** coloque talco ni lociones sobre o alrededor del ombligo.

¿Cuándo debo llamar al médico o a la enfermera?

- El cordón no ha caído al término de 3 semanas.
- La pinza alrededor de la base del cordón se desprende.
- El bebé tiene rayas rojas en la piel que rodea al ombligo.
- El bebé tiene fiebre.
- Hay hinchazón o enrojecimiento alrededor del ombligo.
- La zona que rodea al ombligo tiene mal olor.
- Hay granos o ampollas alrededor del ombligo.
- La zona que rodea al ombligo supura mucho. El área de supuración es más grande que una moneda de 25 centavos.
- El ombligo presenta una hemorragia que no se detiene al presionar.

¿Qué más debo saber acerca de la infección del ombligo?

- Es normal que se produzca una pequeña supuración en la zona que rodea al ombligo.
- El cordón debe desprenderse en el término de 1 a 2 semanas.
- Deje que el cordón se desprenda por sí mismo. No lo despegue, aunque esté medio desprendido.

Infección del ombligo

- Limpie con alcohol para evitar infecciones. Esto también ayuda a que el cordón se seque y se desprenda.
- Es posible que haya una pequeña hemorragia cuando se desprenda el cordón. El área de la hemorragia no debe ser más grande que una moneda de 25 centavos y debe detenerse al presionar suavemente durante 5 minutos.

Vacunas (Inmunizaciones)

¿Qué son?

Las vacunas evitan que el niño contraiga enfermedades graves. Su doctor decidirá cuál es el mejor momento de ponerle su primera vacuna.

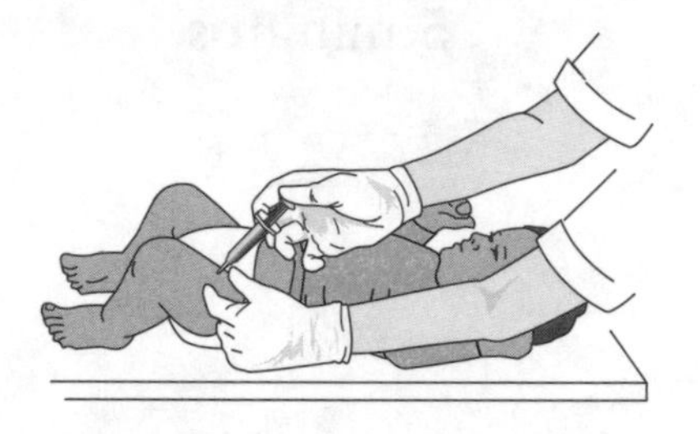

¿El niño tiene alguno de estos síntomas?

- Algo de enrojecimiento, dolor e hinchazón donde se aplicó la vacuna.
- El niño llora y está molesto.
- Tiene fiebre y sarpullido después de algunas vacunas.

¿Qué puedo hacer en casa?

- El niño debe descansar.
- Dele Tylenol para la fiebre y el dolor. Lea la etiqueta para averiguar la dosis.
- Hágalo beber más líquidos.
- Un baño tibio puede ayudar.

¿Cuándo debo llamar al médico o a la enfermera?

- El niño llora durante más de 3 horas.
- El niño siente mucho dolor en el lugar de la inyección.
- Tiene fiebre durante más de 48 horas.
- Tiene aspecto de enfermo.

- La zona rojiza donde se aplicó la vacuna es más grande de 2 pulgadas (5 centímetros) y se pone más grande después de 24 horas.
- El niño sufre convulsiones.
- El niño tiene mucho sueño y no despierta para comer.

¿Qué más debo saber acerca de las vacunas?

- Las vacunas también se conocen como vacunación o inmunización.
- Es necesario que el niño reciba todas las vacunas.
- El médico le facilitará un registro de las vacunas. Guárdelo en un lugar seguro (por ejemplo, en este libro). Lo necesitará cuando el niño comience la escuela.
- Lleve el registro de vacunas cada vez que vaya al médico.
- Avise a su médico si el niño recibió vacunas en otra clínica.
- Su médico querrá darle al niño otras vacunas además de las que figuran en la página 38. Esto está bien y dependerá de la salud del niño y de otras cosas. Con respecto al tema de las vacunas, podrá chequearlo en el Departamento de salud del condado.

Vacunas

- Todos los niños deberían recibir las vacunas (inmunizaciones). Las vacunas ayudan a evitar que los niños se enfermen.
- Es posible que su hijo reciba sus primeras vacunas en el hospital después de haber nacido. Las otras vacunas se aplicarán después.
- Su hijo necesita las vacunas a las edades siguientes:
  - 2 meses
  - 4 meses
  - 6 meses
  - 12 meses
  - 15 meses
  - 24 meses
  - 4 años
- Su médico o enfermera le dirá qué vacunas necesita su hijo y cuándo deberán ser aplicadas. Su doctor le dará una tarjeta para que la traiga con usted a cada visita y así usted tendrá un archivo de todas las vacunas que su hijo/a ha recibido.
- Pregúntele siempre a su médico o enfermera si su hijo necesita alguna de estas vacunas:
  - Hepatitis B (HBV)
  - Difteria, tétanos, pertussis (tos ferina)
  - Neumocócica
  - Gripe (Influenza)
  - Varicela
  - Papilomavirus humano (HPV)
  - Rotavirus
  - Haemophilus influenzae tipo b
  - Polio
  - Hepatitis A
  - Antimeningocócica
  - Sarampión, paperas, rubéola
- Puede cambiar el tipo de vacuna que los niños necesitan y el momento de la aplicación. Consulte siempre a su médico o enfermera.

Los ojos de su niño 4

Notas

Algo extraño en el ojo

¿Qué es?

Una pestaña, suciedad u otro elemento o líquido que entra en el ojo del niño.

¿El niño tiene alguno de estos síntomas?

- El ojo está enrojecido.
- El niño no puede abrir el ojo.
- Lagrimea demasiado.
- El niño abre y cierra el ojo rápidamente (parpadea).
- El niño intenta tallarse el ojo.
- Usted ve algo en el ojo del niño.

¿Qué puedo hacer en casa?

- Evite que el niño se talle el ojo.
- Si entra líquido en el ojo, enjuáguelo **inmediatamente** con mucha agua tibia durante 10 ó 15 minutos. Mantenga el ojo abierto bajo el agua corriente. También puede enjuagarlo con un gotero o con una taza de agua.

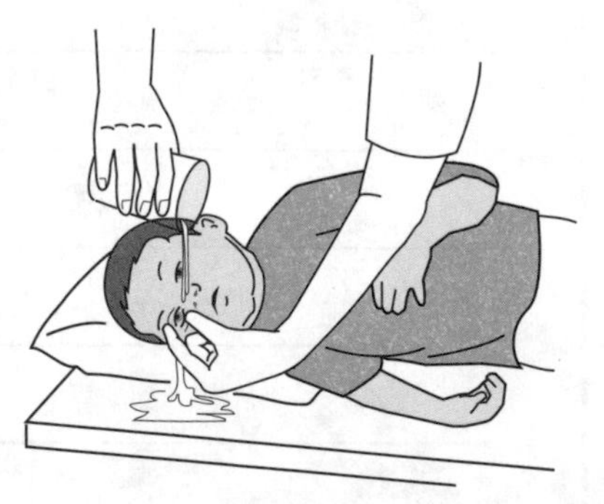

- Revise si hay algo en el ángulo del ojo.

- Baje el párpado inferior para buscar la causa de la molestia.

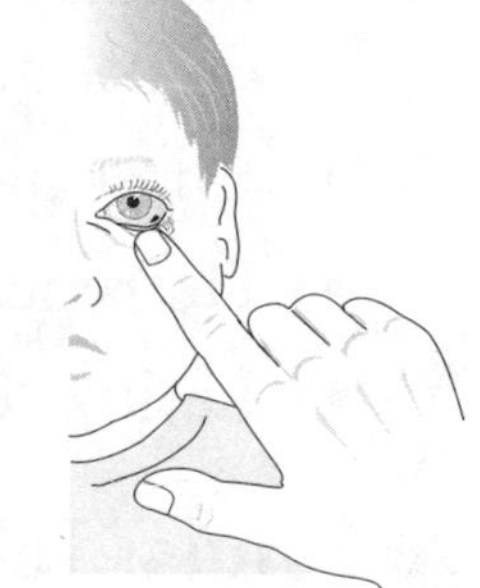

- Revise debajo del párpado superior deslizándolo sobre un cotonete (Q-tips).

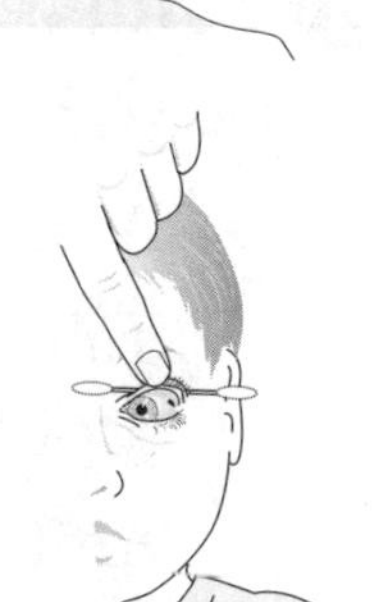

- Si logra ver algo, enjuague el ojo con agua tibia.
- No intente quitar nada que esté encajado en el ojo. Cubra **ambos ojos** con un paño húmedo. Llame al médico o vaya al hospital.

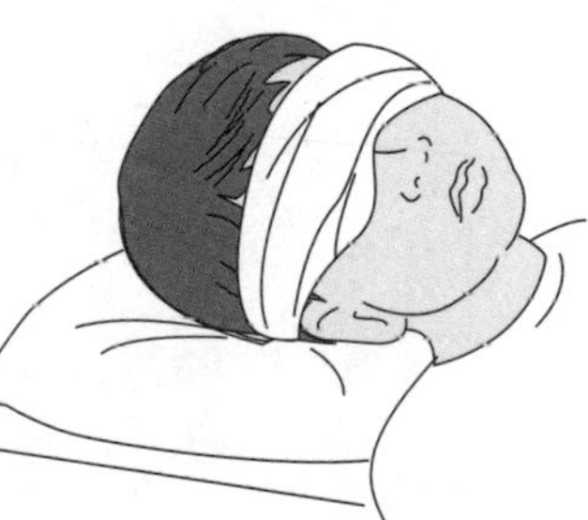

¿Cuándo debo llamar al médico o a la enfermera?

- Hay algo encajado en el ojo.
- El niño siente que tiene algo en el ojo pero usted no lo encuentra.
- Del ojo sale líquido o sangre.
- El niño siente dolor en el ojo.

- No puede ver bien una hora después de haber enjuagado el ojo.
- En el ojo penetró un líquido ardiente.
- De repente no mira bien.
- La luz le molesta a su niño.

¿Qué más debo saber acerca de algo extraño en el ojo?

- A menudo se aloja debajo del párpado superior.
- Tallarse puede lesionar el ojo ocasionando más problemas que lo que entró en el ojo.
- Ambos ojos se mueven al mismo tiempo. Para evitar que uno de los ojos se mueva, cubra ambos.

Conjuntivitis

¿Qué es?

Irritación o infección de los ojos y los párpados. Puede ser causada por varios motivos. Por ejemplo, alergia, virus y bacterias. La conjuntivitis se contagia fácilmente de una persona a otra.

¿El niño tiene alguno de estos síntomas?

- Los ojos están enrojecidos. Parecen llorosos.
- Los párpados están enrojecidos e hinchados.
- Hay una costra amarillenta o verdosa alrededor de los ojos y las pestañas.
- Por la mañana, los párpados están pegados.
- El niño siente comezón en los ojos.

¿Qué puedo hacer en casa?

- Lave sus manos y las del niño frecuentemente.
- No permita que el niño se toque o rasque los ojos.
- Enjuague los ojos con agua corriente tibia. Haga esto si el niño tiene algo en los ojos.

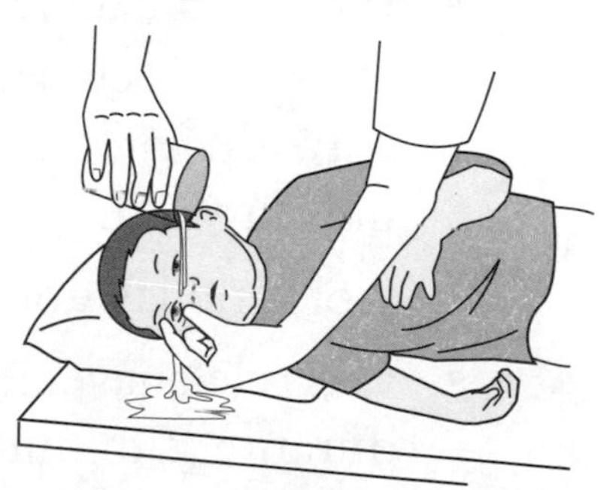

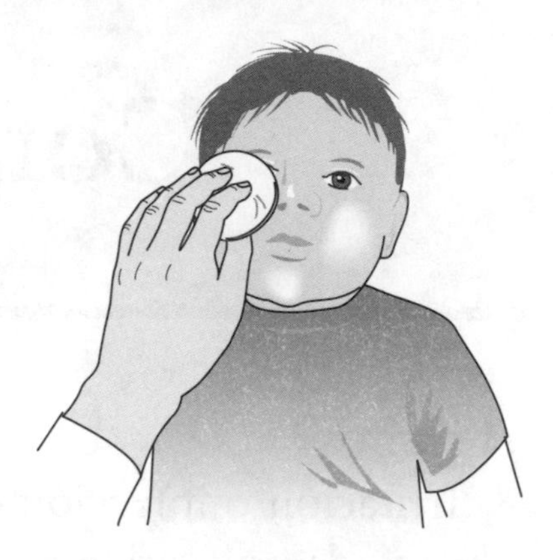

- Mantenga los ojos libres de costras y pus. Lávelos cada 1 ó 2 horas mientras el niño esté despierto. Use un algodón húmedo y tibio. No use el mismo algodón dos veces.
- Despegue la costra seca con agua tibia. Tenga cuidado de no rasguñar los ojos.
- Coloque un paño húmedo y frío sobre los ojos para aliviar la comezón.
- No deje que el niño(a) use lentes de contacto ni cosméticos.
- Bote los cosméticos para ojos usados antes de que empezara la conjuntivitis. Si el niño(a) vuelve a usarlos, es posible que vuelva a tener conjuntivitis.

¿Qué debo hacer si el médico receta medicinas para la conjuntivitis?

- Si el médico le receta gotas oftálmicas (para los ojos), es posible que necesite que alguien lo ayude. Mientras una persona sostiene al niño, usted podrá colocar las gotas.

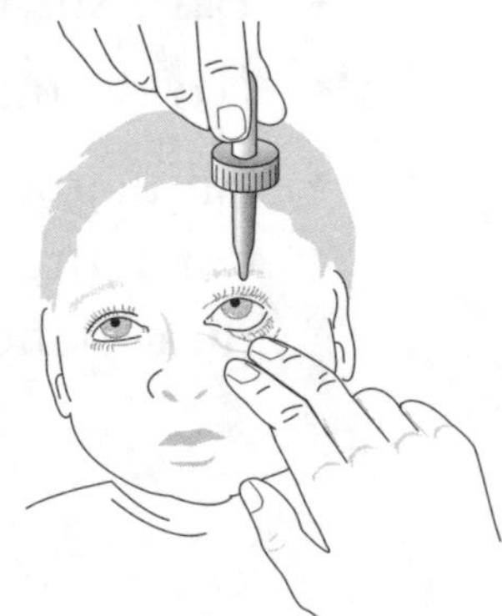

- Incline la cabeza del niño hacia atrás. Baje cuidadosamente el párpado inferior para formar una cavidad.
- Coloque las gotas en la cavidad.
- Ciérrele suavemente los ojos durante 2 minutos. Esto evitará que las gotas se derramen.

- No permita que el gotero toque el ojo.
- Si el niño es pequeño, recuéstelo y coloque las gotas en el ángulo interno del ojo. Las gotas entrarán en el ojo cuando el niño parpadee.

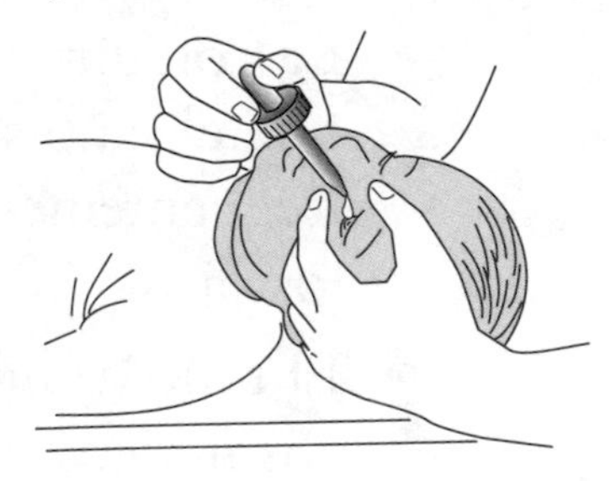

- En el caso de un bebé, aplique las gotas cuando esté dormido.
- Es posible que el médico le recete un ungüento en lugar de gotas. Extienda una línea de ungüento entre los párpados desde un extremo del ojo hasta el otro. Pregunte a su doctor o enfermera cómo hacer esto.
- Interrumpa el uso de la medicina cuando el niño despierte dos días sin costras.

¿Cuándo debo llamar al médico o a la enfermera?

- Los ojos y los párpados del niño están enrojecidos.
- El niño siente dolor en los ojos.
- Tiene la visión borrosa o no puede ver.
- Tiene costra amarillenta o verdosa o pus alrededor de los ojos.
- El enrojecimiento y la comezón aumentan cuando se ha comenzado a aplicar la medicina.
- Usted piensa que el niño tiene algo en el ojo.
- Los puntos negros del centro del ojo (pupilas) no tienen el mismo tamaño.
- Los amigos del niño también tienen los ojos enrojecidos.

¿Qué más debo saber acerca de la conjuntivitis?

- La conjuntivitis se contagia fácilmente. Asegúrese de que el niño se lave las manos frecuentemente y no se toque los ojos.

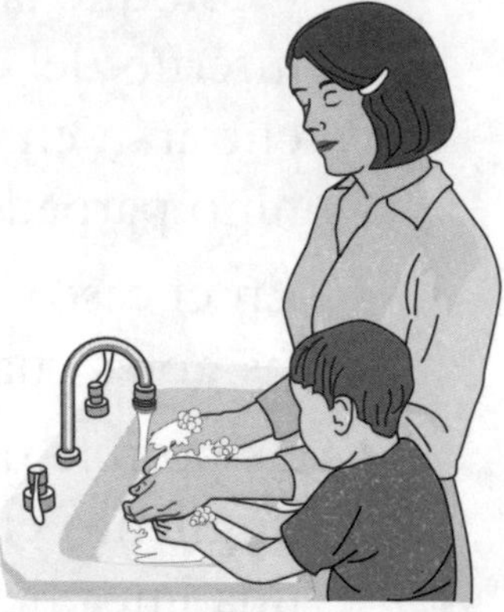

- El niño(a) no debe compartir cosméticos, toallas ni toallitas de cara con otras personas.
- Si hay una costra amarillenta o verdosa alrededor de los ojos del niño, puede ser necesario que el médico le recete alguna medicina especial. El niño necesita atención médica.

Los oídos y la nariz de su niño

5

Notas

Dolor de oídos (Otitis media)

¿Qué es?

El dolor de oídos puede ser causado por un líquido o por una infección. Es común en los niños, a menudo, cuando tienen un resfriado.

¿El niño tiene alguno de estos síntomas?

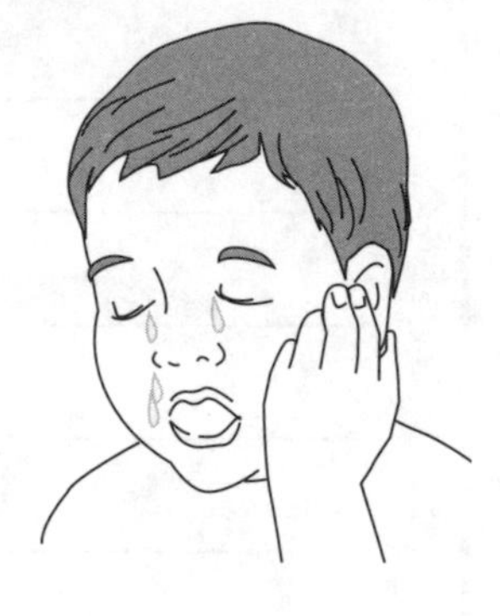

- El niño se jala o se frota el oído.
- Grita o llora.
- Está llorando y no desea comer.
- Generalmente, tiene fiebre.
- El oído puede despedir líquido, pus o sangre.
- Tiene dificultad para dormir.
- El niño no puede oír bien.

¿Qué puedo hacer en casa?

- Dele Tylenol para la fiebre y el dolor. Lea la etiqueta para averiguar la dosis.
- Hágalo beber más líquidos.
- El niño debe descansar más.

- Asegúrese de darle la medicina según la indicación del médico.
- No suspenda ninguna visita al médico, a la enfermera o a la clínica, aún si el niño parece estar bien.

¿Cuándo debo llamar al médico o a la enfermera?

- El niño tiene dolor de oídos.
- Sale líquido, pus o sangre del oído.
- Tiene fiebre o el cuello tieso.
- No mejora después de 2 ó 3 días de tomar la medicina.

¿Qué más debo saber acerca del dolor de oídos?

- Amamantar al bebé puede reducir las infecciones de oído. La leche materna ayuda al bebé a combatir los gérmenes.
- Dele la medicina como le indicó el médico. Dele la medicina durante todo el tiempo que indique el doctor aunque el niño se sienta mejor.
- Sólo use las gotas de los oídos recetadas por el médico.
- No coloque algodón ni otros elementos en el oído.
- Siempre alimente al bebé sosteniéndole la cabeza sobre el nivel de los hombros. Esto evitará que la leche entre en los oídos.
- No lleve al niño a la cama con el biberón.
- Mantenga la medicina para el oído en el refrigerador, si la etiqueta así lo indica.

Cerumen (cerilla en el oído)

¿Qué es?

Es un líquido espeso que forma el cuerpo para proteger el interior del oído. La cerilla es normal. Generalmente sale por sí misma pero puede endurecerse y acumularse en el oído.

¿El niño tiene alguno de estos síntomas?

- Sustancia entre amarillo claro y color café oscuro dentro del oído.
- Es posible que la audición del niño se vea disminuida.

¿Qué puedo hacer en casa?

- A menos que la cera se endurezca, no se necesitan cuidados.
- Limpie la cera que sale a la abertura del oído con un paño mojado.
- No coloque cotonetes (Q-tips) ni otras cosas en los oídos del niño. Esto puede hacer que la cera entre aún más en el oído.

¿Qué puedo hacer si la cera se endurece y se atasca en el oído del niño?

No haga esto si el niño tiene tubos para ventilación, supuración, infección en el oído o una perforación en el tímpano.

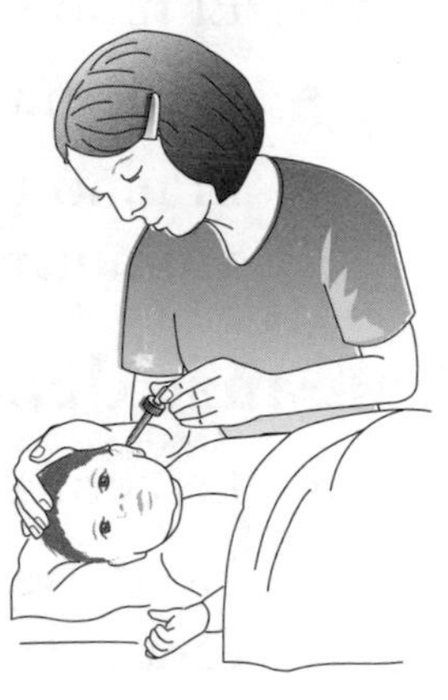

- Colocar aceite de bebé en un gotero pequeño y colocarlo en un olla con agua caliente. Pruebe la temperatura del aceite sobre la muñeca antes de colocar 3 a 6 gotas en el oído del niño todas las noches. Hágalo durante 1 ó 2 semanas.
- Pruebe el aceite en su muñeca antes de usarlo. Debe tener la misma temperatura que su piel.

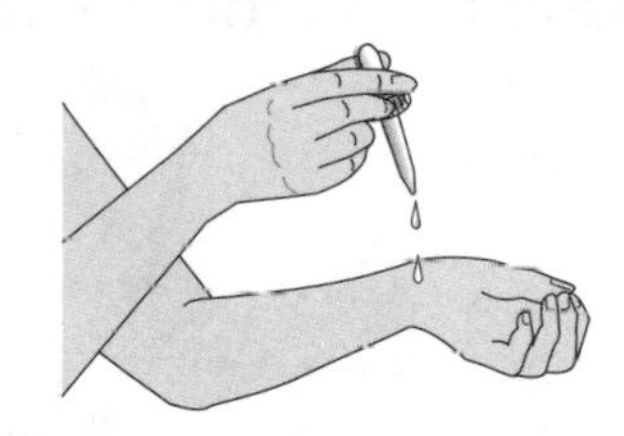

- Recueste al niño con el oído sobre una almohadilla térmica tibia (o una toalla humedecida tibia) durante 20 minutos. Esto ayudará a derretir la cera.
- Cuando la cera esté suficientemente blanda, asomará/ flotará por sí sola del oído.
- Gire la cabeza del niño para que el oído que tiene cera quede hacia abajo. De esta forma saldrán el aceite y la cera.

¿Cuándo debo llamar al médico o a la enfermera?

- El niño siente dolor o tiene sangrado en el oído.
- No logra retirar la cera endurecida.
- El niño tiene tubos para ventilación y puede estar acumulando cera.

¿Qué más debo saber acerca del cerumen (cerilla)?

- La cerilla sale del oído cuando el niño mastica.
- No debe usar cotonetes (Q-tips). Pueden hacer que la cera entre aún más en el oído y causar que la cera se endurezca y que tape el oído.
- Enseñe al niño a no colocarse nada en los oídos.

Sangrado de la nariz

¿Qué es?

Sangre que sale de la nariz. Es común en los niños.

¿El niño tiene alguno de estos síntomas?

- Sale sangre de la nariz.
- El niño escupe o vomita la sangre que ha tragado.
- El niño está asustado.

¿Qué puedo hacer en casa?

- Siente al niño e inclínele la cabeza hacia delante. No lo recueste ni le incline la cabeza hacia atrás. Esto hará que la sangre entre en la boca del niño.
- Haga que el niño se suene la nariz cuidadosamente.
- Compruebe si hay algo extraño en la nariz.
- Haga que el niño escupa la sangre que pudiera tener en la boca.
- Hágalo respirar por la boca.
- Apriete la parte blanda de la nariz durante **10 minutos seguidos.** No deje de apretar hasta que hayan transcurrido los 10 minutos. Si la sangre no se detiene, apriete la nariz durante otros 10 minutos.

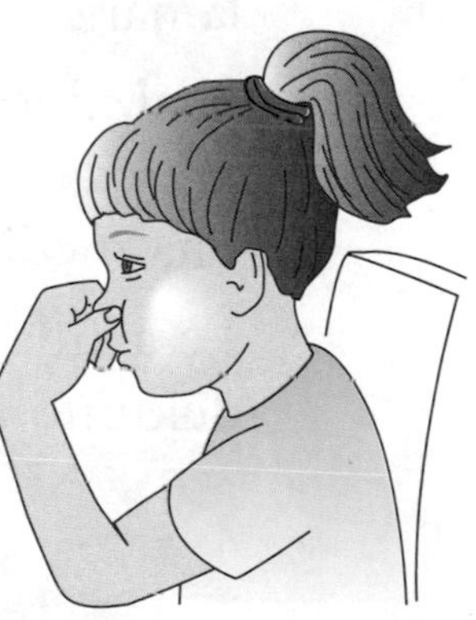

- No introduzca nada en la nariz del niño para detener la sangre.
- No permita que el niño se meta el dedo en la nariz ni se suene la nariz hasta que hayan transcurrido 12 horas sin sangrar.

¿Cuándo debo llamar al médico o a la enfermera?

- El niño es menor de 1 año y sangra por la nariz.
- Sangra frecuentemente por la nariz.
- Sangra por la boca o las encías.
- Está débil, mareado o pálido y sudoroso.
- Tiene muchos moretones sin haberse caído ni lastimado.

¿Qué más debo saber acerca del sangrado de la nariz?

- El sangrado de nariz ocurre generalmente en verano en los días secos y calurosos. Durante el invierno, la calefacción puede estar encendida en una casa y el ambiente estar seco y causar el sangrado de nariz. Un humidificador puede ayudar.
- Sonar o tocar la nariz puede causar que sangre la nariz.
- Si al niño le sangra mucho la nariz, consulte al médico acerca de las gotas nasales salinas. La solución salina es una medicina que se vende sin receta.
- Le ayudaría colocar algunas gotas de agua en la nariz del niño antes de sonarla.

Sangrado de la nariz

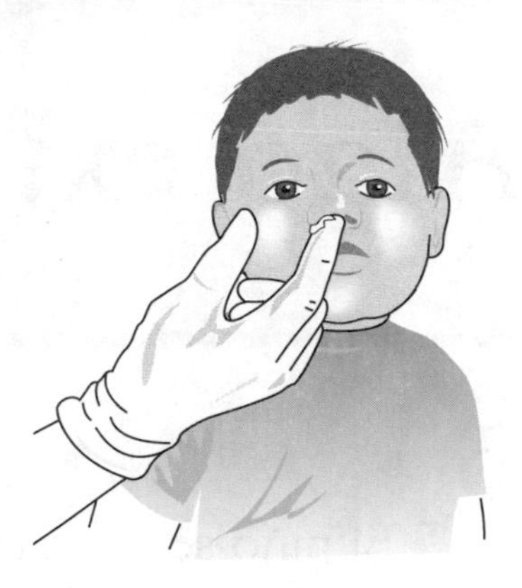

- La nariz seca puede sangrar. Puede colocar una pequeña cantidad de Vaselina en la nariz del niño entre 2 y 4 veces al día para evitar que sangre la nariz.
- La costra que se forma después de sangrar puede producir comezón. Explique al niño que no debe quitar la costra. Si se desprende antes de tiempo, volverá a sangrar.

Algo extraño en el oído

¿Qué es?

El niño se coloca algo pequeño en el oído, por ejemplo un chícharo. También es posible que entre un insecto.

¿El niño tiene alguno de estos síntomas?

- El niño se jala o frota el oído.
- El niño no puede oír bien.
- Usted ve algo en el oído del niño.
- El niño siente algo en el oído o tiene dolor.

¿Qué puedo hacer en casa?

¿Qué puedo hacer si el niño tiene un insecto en el oído?

- Lleve al niño a una habitación oscura. Encienda una luz cerca del oído. Probablemente, la luz atraerá al insecto haciéndolo salir.

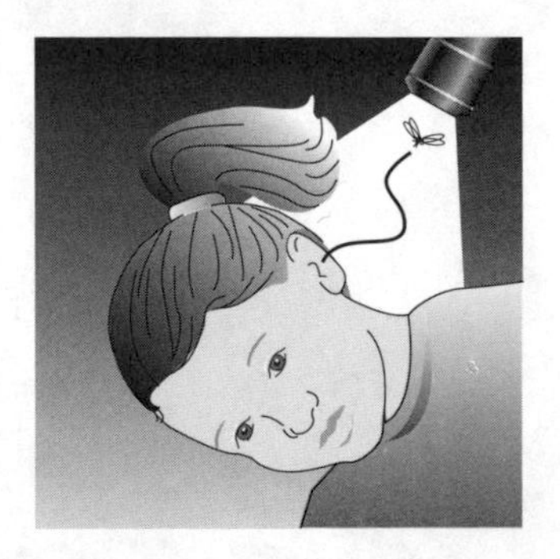

- Si el insecto no sale, llene el oído con aceite para bebés o aceite de oliva tibio. El insecto saldrá flotando.
- Gire la cabeza del niño para que el oído que tiene aceite quede hacia abajo. Así saldrá el aceite.

¿Qué puedo hacer si el niño tiene comida o algún otro objeto en el oído?

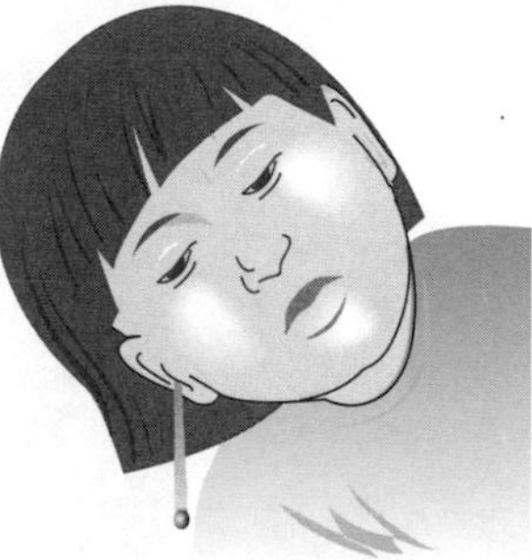

- Gire la cabeza del niño para que el oído que tiene el objeto extraño quede hacia abajo. Muévala hacia delante y hacia atrás. El objeto debe caer.
- **No** ponga agua dentro del oído. Esto puede hacer que el objeto extraño aumente de tamaño y quede atrapado.
- **No** intente quitar nada del oído con un cotonete (Q-tips) o con pinzas porque puede empujarlo más adentro.

¿Cuándo debo llamar al médico o a la enfermera?

- No puede quitar el elemento que se introdujo en el oído.
- Algo extraño salió pero el niño tiene dolor de oídos.

¿Qué más debo saber acerca de algo extraño en los oídos?

- A menudo los niños introducen objetos pequeños en sus oídos.

- Mantenga los objetos pequeños fuera del alcance del niño.
- No use nada para quitar un objeto del oído. Esto puede hacer que entre aún más.

Algo extraño en la nariz

¿Qué es?

El niño introduce un objeto pequeño o comida en la nariz.

¿El niño tiene alguno de estos síntomas?

- Usted ve algo en la nariz.
- Uno o ambos orificios de la nariz segregan líquido o pus. Puede ser amarillento o verdoso y tener mal olor.
- Uno o ambos orificios están enrojecidos e inflamados.

¿Qué puedo hacer en casa?

- Mantenga cerrado el orificio nasal que no tiene nada dentro. Haga que el niño se suene el otro orificio nasal con fuerza varias veces.
- No quite nada de la nariz del niño con pinzas ni con el dedo. Esto puede empujarlo aún más.

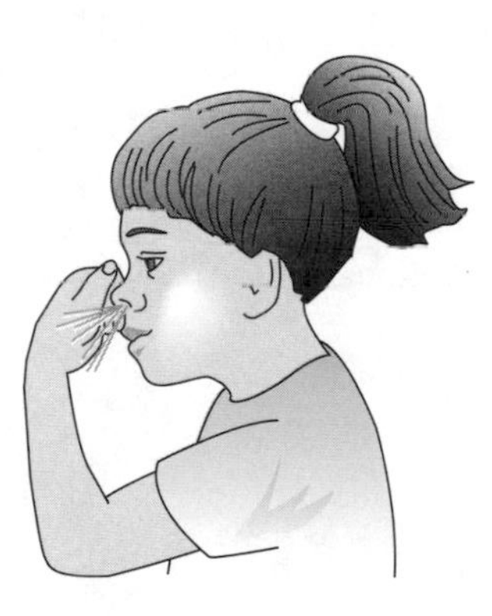

¿Cuándo debo llamar al médico o a la enfermera?

- Usted ve que hay algo dentro de la nariz pero el niño no puede expulsarlo.
- El niño expulsó algo pero ahora sale un líquido amarillento de la nariz.

- De la nariz le sale un líquido con mal olor.
- La nariz está enrojecida o inflamada.
- El niño tiene fiebre.

¿Qué más debo saber acerca de algo extraño en la nariz?

- Los niños se introducen cosas pequeñas en la nariz. Esto incluye arroz, nueces, cuentas, dulces y piedras.
- Mantenga los objetos pequeños fuera del alcance de los niños.
- Cuando el niño vomita, es posible que entre comida en la nariz.

La boca y garganta de su niño

6

Notas

Asfixia

¿Qué es?

Alimentos, líquidos u otras cosas que tapan la garganta o las vías respiratorias del niño.

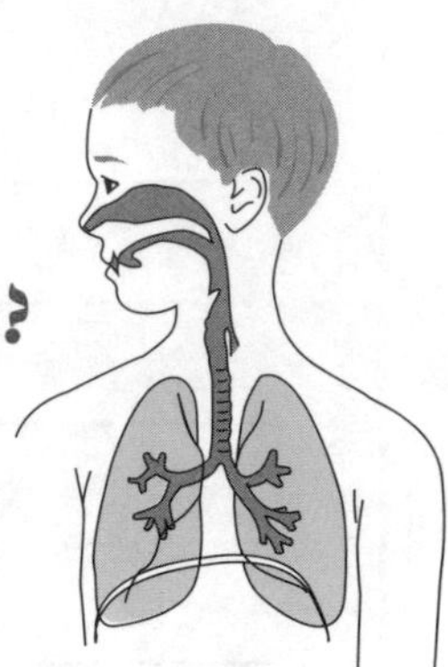

¿El niño tiene alguno de estos síntomas?

- Mucha tos.
- No puede hablar, llorar ni respirar.
- Está morado.
- Se desvanece o se desmaya.

¿Qué puedo hacer en casa?

- Tome una clase de resucitación cardiopulmonar o de rescate para aprender cómo ayudar a un niño que se está asfixiando.
- Si el niño tose, no haga nada. La tos despeja la garganta y las vías respiratorias. Permanezca cerca del niño y obsérvelo.
- No le dé líquidos para detener la tos.

¿Qué puedo hacer si un niño está atragantado y no puede respirar (el niño no tose, ni habla ni emite sonido)?

¿Qué puedo hacer por un niño menor de 1 año?

- Si usted está solo, grite pidiendo ayuda.

- Sostenga la cara del niño boca abajo, con la cabeza más abajo que el cuerpo.

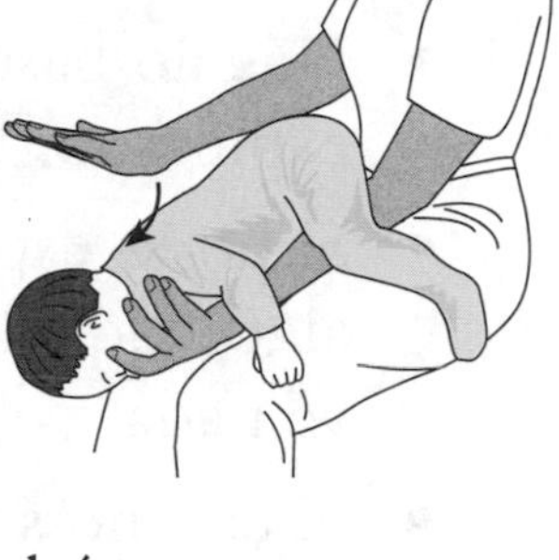

- Dele 5 golpes rápidos en la parte superior de la espalda con la palma de la mano. Sostenga la cabeza del bebé.
- Repita estos pasos 5 veces. Lo que está asfixiando a su bebé debe salir expulsado. Retírelo de la boca del bebé.

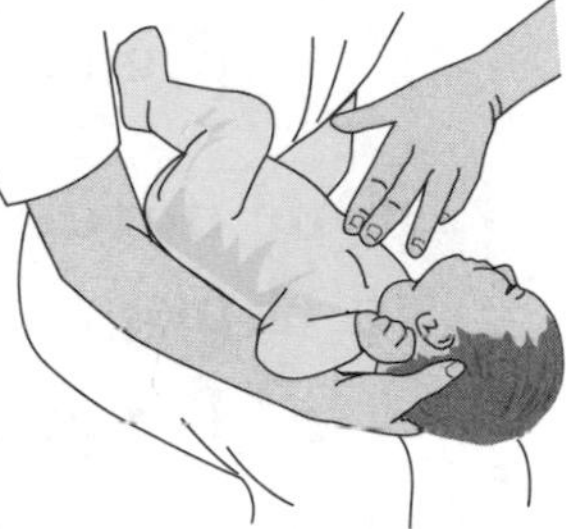

- Si no lo expulsa (el bebé se tambalea y no llora), voltee al bebé boca arriba.
- Coloque 2 ó 3 dedos en el centro del pecho del bebé. Presione 5 veces hasta que el elemento sea expulsado.
- Si no sale expulsado, mire dentro de la boca del bebé. Si ve algún elemento, sáquelo. No coloque sus dedos en la boca si no ve nada.
- Si el bebé sigue sin respirar y la ayuda no llega, **llame al 911.** Comience a hacer respiración boca a boca. (Vaya a la página 165).

¿Qué puedo hacer por un niño mayor de 1 año que está sentado o de pie?

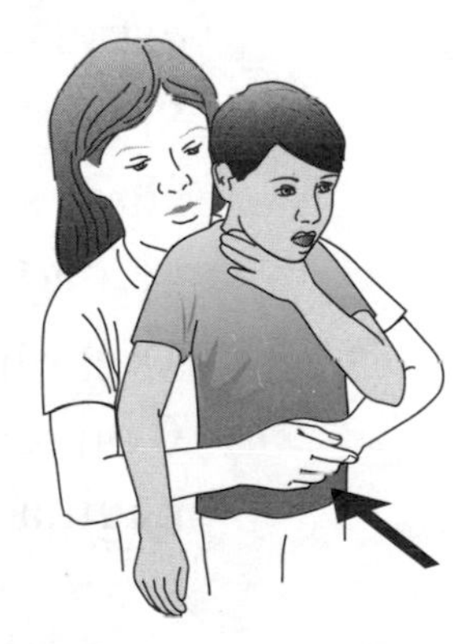

- Si usted está solo, grite pidiendo ayuda.
- Párese detrás del niño. Coloque sus manos alrededor de la cintura del niño.
- Cierre el puño de una mano. Coloque el lado del puño que tiene el pulgar sobre la parte superior del estómago del niño, justo debajo de las costillas.

- Coloque su otra mano sobre el puño. Dele un rápido apretón sobre el estómago.
- Hágalo hasta que lo que está asfixiando al niño salga expulsado. Retírelo de la boca.
- Si no lo expulsa, mire dentro de la boca del niño. Si ve algo, sáquelo. No coloque sus dedos en la boca si no ve nada.
- Si el niño se tambalea y la ayuda no llega, **llame al 911.** Comience a hacer respiración boca a boca. (Vaya a la página 165)

¿Qué puedo hacer por un niño mayor de 1 año que está en el piso?

- Ponga al niño boca arriba.
- Coloque el talón de la mano sobre la parte superior del estómago del niño, debajo de las costillas.
- Coloque la otra mano sobre la primera. Dé un apretón rápido al estómago del niño.

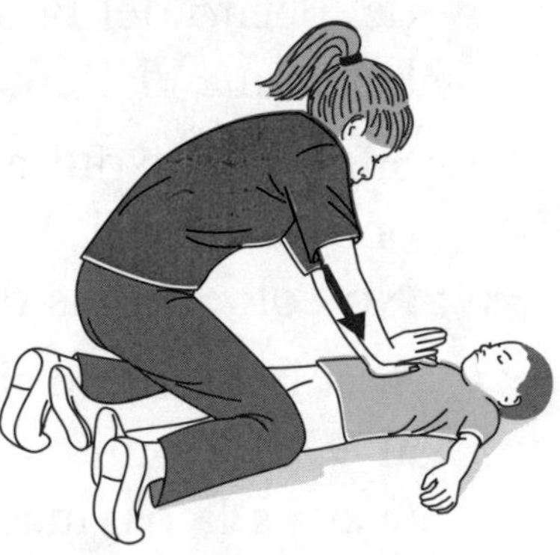

- Hágalo hasta que lo que está ahogando al niño salga expulsado. Retírelo de la boca.
- Si no lo expulsa, mire dentro de la boca del niño. Si ve algo, sáquelo. No coloque sus dedos en la boca si no ve nada.
- Si el niño se desvanece y la ayuda no llega, **llame al 911.** Comience a hacer respiración boca a boca. (Vaya a la página 165)

Llame al 911 si:

- No puede quitar el elemento que tapa las vías respiratorias.
- El niño no comienza a hablar o a llorar.
- El niño se desvanece.

¿Cómo puedo evitar la asfixia?

- Los bebés y los niños pequeños pueden atragantarse con algunos alimentos como:
  - Palomitas de maíz
  - Goma de mascar
  - Dulces pequeños y duros como M&Ms
  - Uvas
  - Nueces
  - Pasas
  - Perritos calientes (hot dogs)
  - Vegetales crudos
- No dé a un niño pequeño ningún alimento que sea pequeño, duro y redondo.
- Los niños pueden atragantarse con:
  - Globos
  - Huesos de cereza
  - Monedas
  - Baterías de reloj
  - Semillas de naranja
- Enséñeles a masticar bien. Corte los alimentos como perritos calientes (hot dogs), uvas y vegetales crudos en pedazos muy pequeños.
- Vigile a los niños cuando estén comiendo.
- No le permita correr con cosas en la boca.
- Asegúrese que los juguetes no tengan piezas pequeñas que se puedan desprender.

- No les dé juguetes que tengan piezas más pequeñas que el tamaño de este círculo:

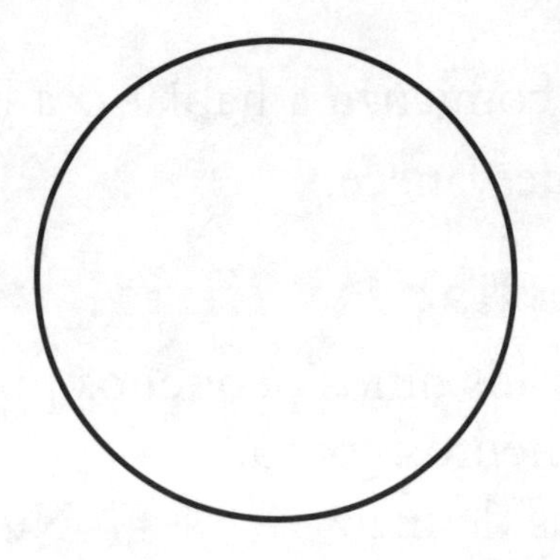

- Asegúrese todo los días que el chupón no tenga partiduras. Compre un nuevo chupón cada 2 o 3 meses.
- Enseñe al niño que sólo comida va en la boca.

Dolor de garganta

¿Qué es?

Es un dolor en la garganta. La mayoría de los dolores de garganta se producen durante los resfriados y desaparecen en 3 días.

¿El niño tiene alguno de estos síntomas?

- No tiene apetito.
- Llora cuando come.
- Tiene fiebre.
- Se jala las orejas.
- La garganta está enrojecida.
- La garganta puede tener manchas blancas o amarillentas.

¿Qué puedo hacer en casa?

- Mire la garganta del niño para ver si hay manchas blancas o amarillas.
- Dele alimentos blandos y más líquidos. Los alimentos fríos ayudan a calmar el dolor de garganta.
- Los siguientes alimentos son fáciles de tragar cuando hay dolor de garganta:
  - Jell-O
  - helado
  - paletas de helado (para niños mayores de 4 años)
  - puré de manzana

- Los refrescos y los jugos cítricos como el jugo de naranja pueden lastimar la garganta.
- Déle a su hijo Tylenol para el dolor o la fiebre, si tiene más de 2 años de edad. Pregúntele a su médico cuánto medicamento darle.
- Llame a su médico antes de darle Tylenol a niños que tienen entre 6 meses y 2 años. No le dé Tylenol a los bebés de menos de 6 meses. Consulte la sección "Fiebre" en las páginas 16 a 19.
- Si su hijo tiene menos de 2 meses y su fiebre es de 100.2 (rectal) o más, llame al médico o al enfermero.
- Los niños mayores de 8 años pueden hacer gárgaras con enjuague bucal.
- Algunos dolores de garganta requieren medicación. Si el médico le receta medicinas, asegúrese de administrarlas como éste lo indicó.

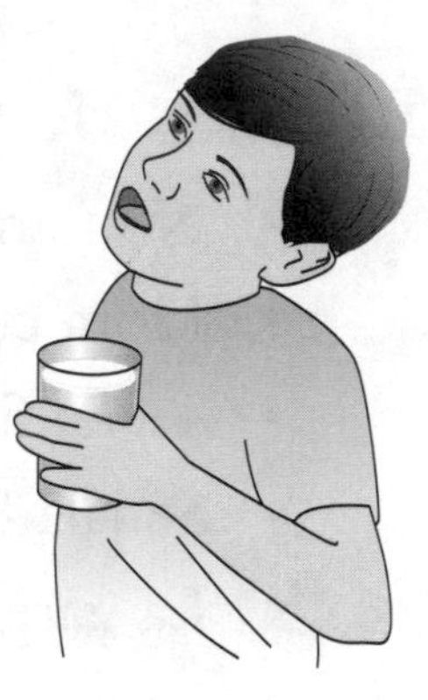

¿Cuándo debo llamar al médico o a la enfermera?

- El niño tiene manchas blancas o amarillentas en la garganta.
- No puede abrir bien la boca.
- Babea y no puede tragar.
- Tiene problema para respirar.
- No toma líquidos.
- No orina durante 8 horas.
- También tiene sarpullido.

¿Qué más debo saber acerca del dolor de garganta?

- La mayoría de los dolores de garganta no necesitan medicación.
- No use los aerosoles que se venden en los comercios a menos que el médico lo indique.
- Si el médico le receta medicinas, úselas hasta terminarlas aunque el niño parezca estar bien.
- Nunca le dé una medicina de otra persona o que esté vencida.

El niño se ha tragado algo

¿Qué es?

El niño se ha tragado algo que no es alimento.

¿El niño tiene alguno de estos síntomas?

- Falta algo que su hijo pudo haberse comido.
- El niño le dice que comió algo.
- Si tiene algo en la garganta o en las vías respiratorias, el niño puede toser o ahogarse.

¿Qué puedo hacer en casa?

- Si el niño parece estar bien y se siente bien, dele de beber agua. Si el agua pasa bien, dele un poco de pan.
- Revise el excremento del niño diariamente para encontrar el objeto que se comió.
- Puede cortarlo con un cuchillo o colarlo con un colador o algo agujerado.

¿Cuándo debo llamar al médico o a la enfermera?

- El niño se comió:
  - un objeto afilado
  - un objeto más grande que una moneda de un centavo
  - una batería de reloj

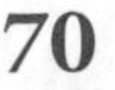

- Tiene problema para respirar o para tragar.
- No puede parar de toser.
- Hay sangre en el excremento.
- Devuelve (vomita) o tiene dolor de estómago.
- Siente dolor en el pecho o en la garganta.
- Tiene aspecto de enfermo.
- Usted revisa el excremento del niño durante 7 días y el objeto que se comió no aparece.

¿Qué más debo saber acerca de este tema?

- La mayoría de las cosas pasan por el cuerpo en 3 ó 4 días.
- Mantenga los objetos pequeños fuera del alcance de los niños si estan más chicos que el tamaño de este círculo:

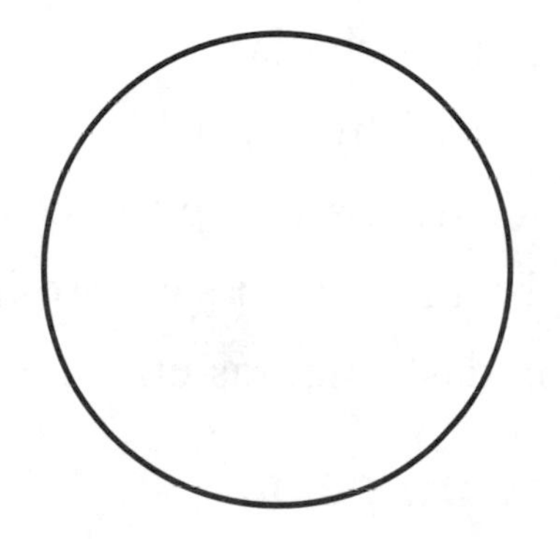

- Tragar una batería de reloj es muy peligroso para el niño. Llame al médico inmediatamente.

Dentición

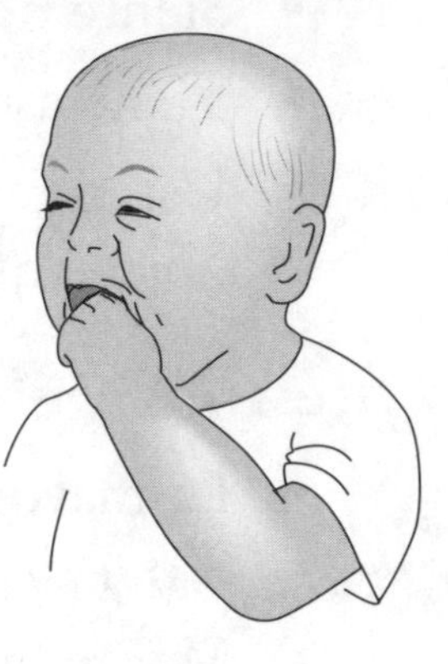

¿Qué es?

Los dientes nuevos tratan de salir a través de las encías. La dentición comienza cuando los bebés tienen entre 4 y 6 meses. Puede continuar hasta los 2 ó 3 años.

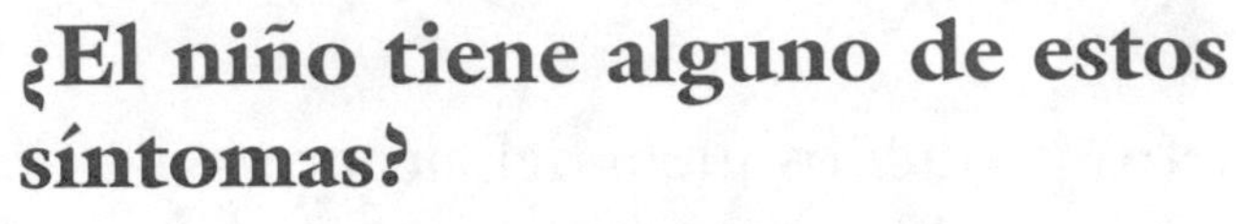

¿El niño tiene alguno de estos síntomas?

- Pequeñas protuberancias en las encías y algo de enrojecimiento.
- Las encías están hinchadas.
- El bebé llora y está molesto.
- Mordisquea los dedos y se pone cosas en la boca.
- La boca y la barbilla están siempre húmedas con saliva.
- Manchas moradas o negras en las encías.

¿Qué puedo hacer en casa?

- Sobe las encías del bebé con su dedo o con un paño húmedo y frío para calmar el dolor.
- Dé al bebé un mordillo duro (que NO esté relleno con sustancias gelatinosas) o un trapo humedecido con agua fría que pueda masticar.

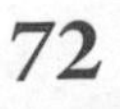

- Si el bebé está muy molesto, dele Tylenol. Lea la etiqueta para saber la dosis.

¿Cuándo debo llamar al médico o a la enfermera?

- El bebé tiene aspecto de enfermo.
- Usted tiene dudas.

¿Qué más debo saber acerca de la dentición?

- Generalmente, la dentición no requiere atención médica.
- No coloque ninguna medicina para la dentición en las encías.

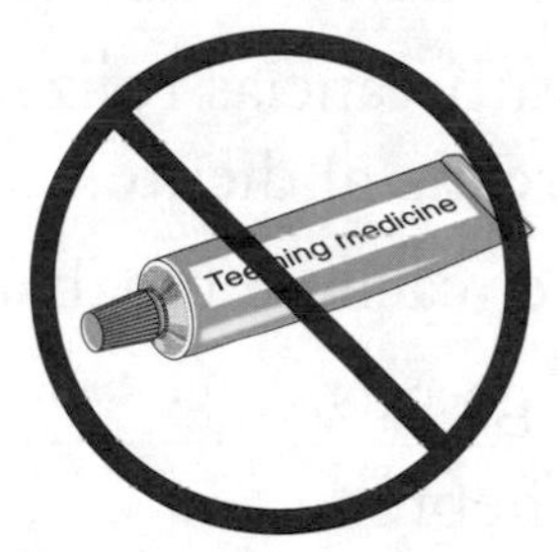

- No cuelgue un chupón alrededor del cuello del niño. Esto puede asfixiarlo.

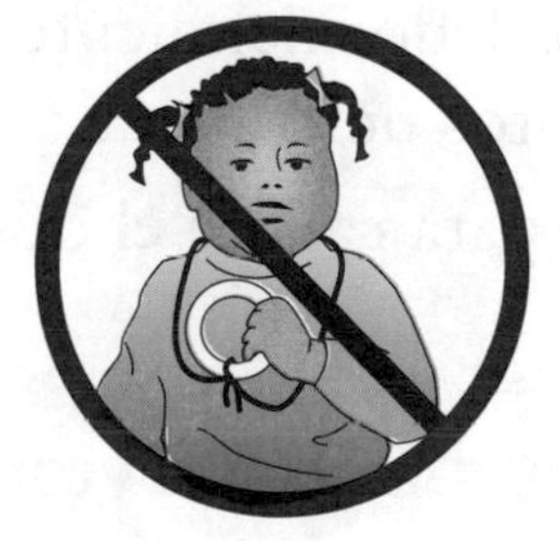

- Nunca colocar al bebé en la cama con un biberón o vaso, de donde pueda succionar, con leche o jugo. Esto producirá caries en los dientes del bebé.
- Limpie las encías y los dientes del bebé después de las comidas y antes de llevarlo a dormir con un paño húmedo o un cepillo de dientes suave.

Dolor de dientes/muelas

¿Qué es?

Dolor en los dientes generalmente causado por caries dentales.

¿El niño tiene alguno de estos síntomas?

- Manchas color blanco o café en los dientes.
- Pequeñas protuberancias rojizas en la encía cercana al diente.
- El niño tiene el cachete hinchado.
- La encía segrega pus.
- El niño tiene fiebre.

¿Qué puedo hacer en casa?

- Limpie ambos lados del diente con hilo dental. Esto quitará los restos de comida.
- Dele Tylenol para calmar el dolor. Lea la etiqueta para saber la dosis.

¿Qué puedo hacer para prevenir las caries?

- **No** lleve al niño a la cama con un biberón o vaso, de donde pueda succionar. La leche o el jugo permanecerá en los dientes durante toda la noche. **Esto producirá caries.**

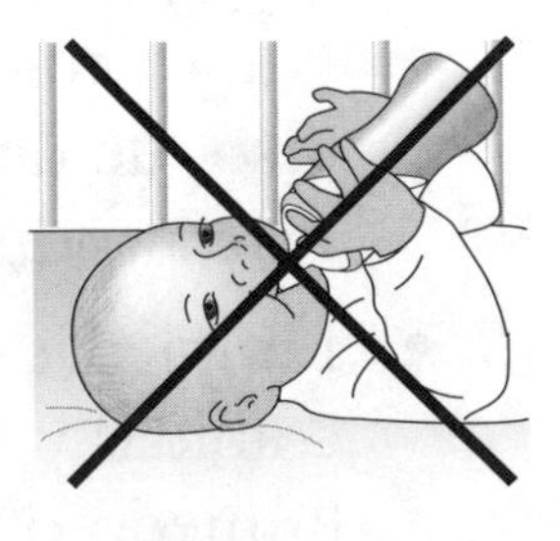

- El fluoruro previene las caries. Casi toda el agua corriente contiene fluoruro. Consulte al médico si el niño necesita tomar más fluoruro.
- Comience a limpiar los dientes del niño diariamente cuando apenas aparezcan. Use un pequeño cepillo de dientes suave o un paño húmedo. La pasta dental no es necesaria pero, si la usa, hágalo en pequeñas cantidades del tamaño de un chícharo. El niño debe poder escupir la pasta dental.
- Enséñele a cepillarse los dientes a partir de los 2 años. Deberá ayudar al niño a que se cepille los dientes hasta que tenga 5 años.
- Haga una cita con su dentista cuando a su niño le salga su primer diente o cuando cumpla un año de edad.
- Enséñele a usar el hilo dental desde pequeño en cuanto tenga dientes o muelas que se tocan uno con otro.
- Ayude al niño en el cuidado dental hasta que tenga 6 años.
- Cambie el cepillo de dientes cada 3 ó 4 meses. Cada persona en la familia debe tener uno propio. El cepillo de dientes no se debe compartir.

¿Cuándo debo llamar al médico, a la enfermera o al dentista?

- Llame al dentista si el niño tiene manchas blancas, negras o color café en la boca.
- Llame al dentista si el niño tiene dolor de dientes/muelas.
- Llame al médico si el niño tiene fiebre o el cachete, la barbilla o la mandíbula hinchada.

¿Qué más debo saber acerca del dolor de dientes/muelas?

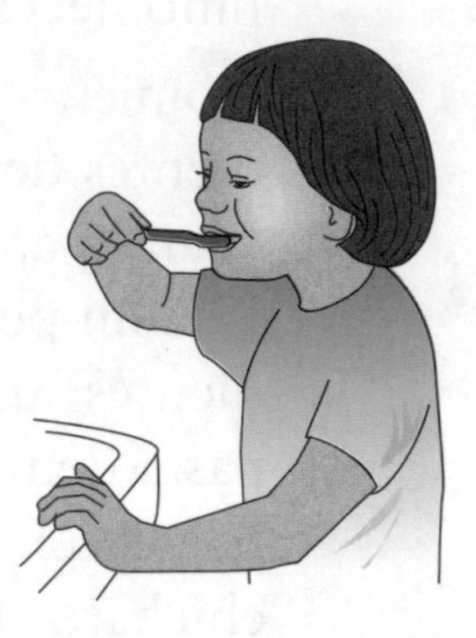

- Los dientes del niño son muy importantes. Cuídelos muy bien.
- Todas las caries deben ser atendidas por un dentista.
- El sellador de dientes es una capa clara que se aplica a los dientes y los protege de las caries. Pregúntele a su dentista acerca de los selladores.
- La pasta dental tiene fluoruro. Use pequeñas cantidades del tamaño de un chícharo cuando cepille los dientes del niño. No permita que se coma la pasta.
- A algunos niños les gusta comer pasta dental. Manténgala fuera de su alcance.
- El niño debe escupir la pasta dental.

Manchas blancas en la boca (candidiasis bucal)

¿Qué es?

La candidiasis bucal es una infección en la boca. Otro nombre para esta enfermedad es "algodoncillo".

¿El niño tiene alguno de estos síntomas?

- Manchas blancas en la lengua, las encías y el interior de los cachetes del bebé que parecen leche.
- Al tallarlas, no se desprenden.
- El bebé llora cuando está chupando.

¿Qué puedo hacer en casa?

- El bebé necesita que el médico le recete una medicina.
- Dele la medicina después de las comidas.
- Coloque la medicina en la parte delantera y a cada lado de la boca. Aplique la medicina sobre las manchas con su dedo. Asegúrese de lavarse bien las manos antes de hacerlo.

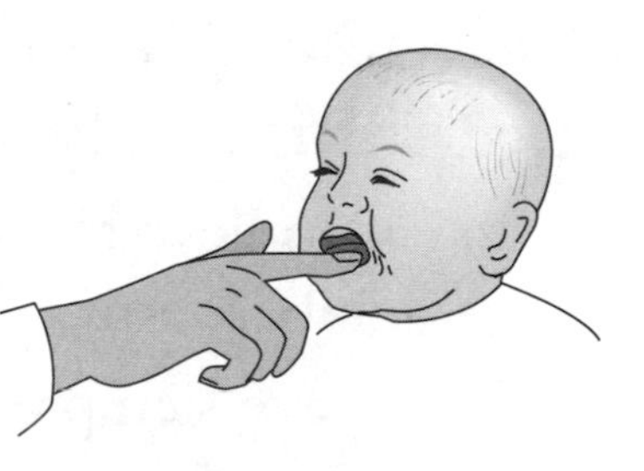

- No dé al niño alimentos ni líquidos hasta 30 minutos después de aplicar la medicina.
- Si el bebé no puede chupar, aliméntelo con una taza o una cuchara.

- Use una mamila o chupete de biberón limpio en cada comida.
- Use siempre biberones limpios. No vuelva a usar los biberones que no haya lavado.
- Lave todo lo que el bebé se coloque en la boca con agua caliente y jabón.
- Reemplaze las mamilas y chupones depués del tratamiento.

¿Cuándo debo llamar al médico o a la enfermera?

- El bebé tiene manchas blancas en la boca y no desaparecen al tallarlas suavemente.
- No tiene apetito.
- Las manchas no desaparecen después de 10 días de medicación.
- Tiene una temperatura rectal superior a los 100°F (37.7°C).
- También presenta rozadura causada por el pañal.

¿Qué más debo saber acerca de la candidiasis bucal?

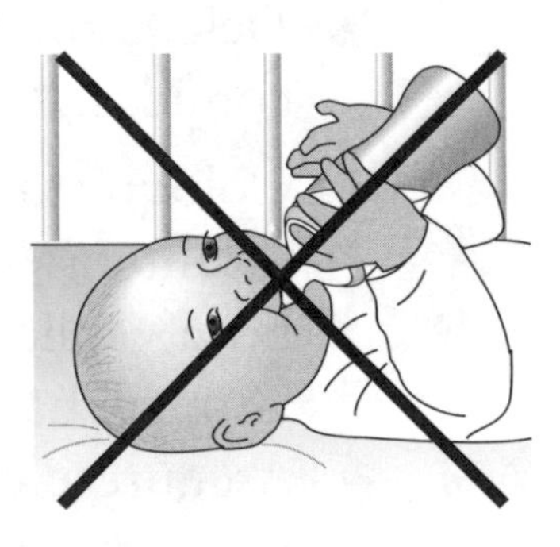

- No lleve al niño a la cama con el biberón ni con el chupón.
- Lave siempre bien el chupón y las mamilas o chupetes de biberón con agua caliente y jabón.
- Lávese siempre bien las manos antes de alimentar al bebé.
- Llame al médico si está amamantando y tiene dolor, comezón o la piel de los pezones está descamada y rosada.
- El bebé también puede tener candidiasis en el área del pañal.

La respiración de su niño

7

Notas

Resfriado y gripe

¿Qué es?

Una enfermedad (virus) de la nariz y la garganta que se propaga con facilidad. Dura alrededor de 7 días. Los niños tienen aproximadamente 6 resfriados al año.

¿El niño tiene alguno de estos síntomas?

- La nariz está enrojecida y gotea
- Estornudos
- Ojos llorosos
- Tos seca
- El niño no tiene apetito
- Su bebé tiene dificultad para tomar del biberón o del pecho.
- Fiebre y escalofríos

¿Qué puedo hacer en casa?

- El niño debe descansar mucho.
- Hágalo dormir con la cabeza elevada. Esto facilitará la respiración. La forma de levantar la cabeza del bebé es colocando algo debajo del colchón, nunca colocando una almohada en la cuna.
- Dele líquido cada hora.
- Use los pañuelos de papel sólo una vez y luego deséchelos.

- Déle a su hijo Tylenol para el dolor o la fiebre, si tiene más de 2 años de edad. Pregúntele a su médico cuánto medicamento darle.
- Llame a su médico antes de darle Tylenol a niños que tienen entre 6 meses y 2 años. No le dé Tylenol a los bebés de menos de seis meses. Consulte la sección "Fiebre" en las páginas 16 a 19.
- Si su hijo tiene menos de 2 meses y su fiebre es de 100.2 (rectal) o más, llame al médico o al enfermero.
- A veces los bebés no pueden chupar porque tienen la nariz tapada. Puede usar una jeringa de succión de goma blanda para despejar la nariz tapada. Esto permitirá que el bebé pueda chupar.
- Las gotas de agua salina para la nariz pueden ayudar a vaciar el moco de la nariz.

¿Cómo uso una jeringa de succión?

- Primero apriete la perilla para sacar el aire.
- Coloque el extremo de goma en uno de los orificios de la nariz de su bebé con suavidad.
- Lentamente relaje la jeringa.
- Así sacará el líquido de la nariz del bebé.
- Tire el líquido a la basura.
- Repita el procedimiento con el otro orificio.
- No lo haga más de 3 ó 4 veces al día.
- Después de usar la jeringa de succión, lávela con jabón y agua tibia.

¿Cuándo debo llamar al médico o a la enfermera?

- Hace más de 6 días que el niño está enfermo.

- Después de haber limpiado la nariz con la jeringa de succión, la respiración sigue siendo dificultosa.
- El niño tiene dolor de cuello o no lo puede mover.
- Tiene dolor de oído.
- Tiene sarpullido o úlceras rojizas en la piel.
- Expulsa flema de color verde, amarilla o gris por más de 1 día.
- Tiene aspecto de enfermo.
- La fiebre supera los 100.4°F (38°C) durante más de 3 días.
- Su niño tiene problemas para tragar.
- El niño no bebe lo suficiente. Orina pequeñas cantidades o menos de una vez cada 6 horas.
- Su bebé no deja de llorar.
- El bebé está soñoliento y no come ni bebe.
- El bebé no orina por lo menos 6 veces al día.

¿Qué más debo saber acerca de los resfriados y la gripe?

- No existen medicinas que curen el resfriado ni la gripe. El niño mejorará con el tiempo, el reposo y grandes cantidades de líquido.
- El resfriado o la gripe pueden conducir a otras enfermedades. De no notar mejoría dentro de los 7 días, llame al médico.
- Se contagian con facilidad. Use pañuelos de papel limpios para cubrir la boca del niño cuando tosa o estornude. Luego lávese las manos.
- Enseñe al niño a lavarse las manos con frecuencia.

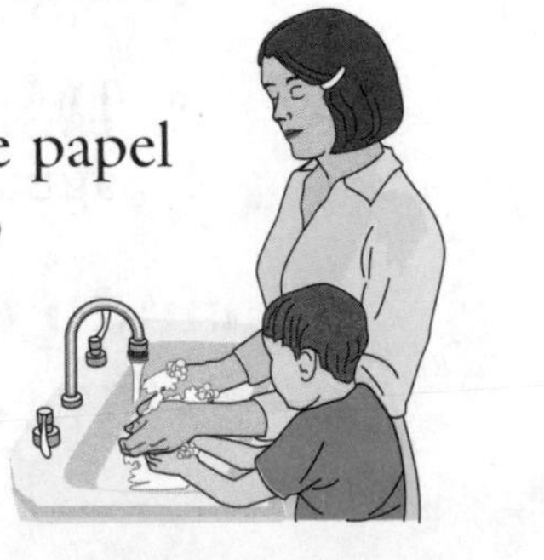

Tos

¿Qué es?

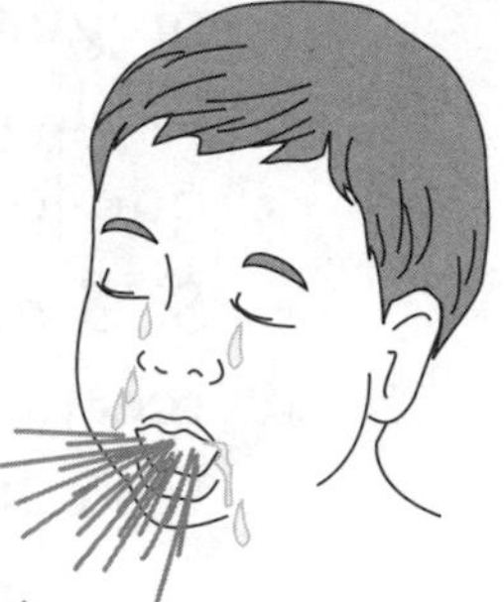

Es el mecanismo que usa el cuerpo para despejar la garganta, las vías respiratorias y los pulmones. La tos no es una enfermedad. Puede ser el signo de una enfermedad.

¿El niño tiene alguno de estos síntomas?

- Arroja una mucosidad transparente, blanca, amarilla, verde o color café al toser.
- La tos no lo deja dormir.
- Tose sin parar (tos espasmódica).
- La respiración se dificulta al toser.
- Tiene fiebre.
- La nariz está tapada o suelta.

¿Qué puedo hacer en casa?

- Dele grandes cantidades de líquido. Son buenos el agua, el jugo de manzana y la limonada tibia.
- El aire seco puede aumentar la tos. Por la noche, use un humidificador para mantener el ambiente húmedo o tibio en la habitación. El vapor de la regadera también puede aliviar la tos seca.

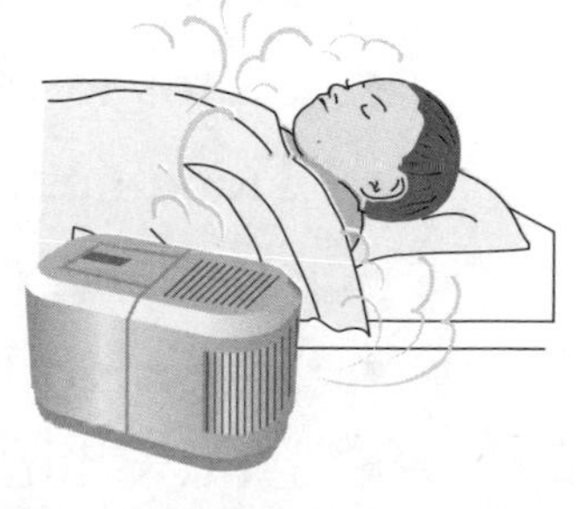

- El humo en el aire puede causar tos en niños. Nunca permita que nadie fume cerca del niño.
- Para calmar la tos de un niño mayor de 1 año, puede usar miel. **No** dé miel a bebés más pequeños.
- Si el niño no puede dormir debido a la tos seca, preguntele a su médico o enfermera si le debe dar medicina para la tos. Pida al médico o al farmacéutico que lo ayuden a elegir la medicina adecuada.
- Si el niño tiene tos con flema; no le dé medicinas sin receta a menos que lo indique el médico. Se reconoce la tos con flema cuando el niño arroja mucosidad al toser.

¿Cuándo debo llamar al médico o a la enfermera?

- Un bebé de menos de 3 meses tiene tos.
- El niño arroja sangre al toser.
- Los labios se le ponen morados al toser.
- Respira agitado y con dificultad.
- No puede respirar. **Llame al 911.**
- El niño silba (hace un sonido como de silbido) o hace un sonido como de ladrido.
- La tos comienza después de atragantarse con un alimento.
- Arroja mucosidad espesa de color verde o café.
- Tose sin parar.
- La tos le causa dolor en el pecho.
- Tiene fiebre y tos durante más de 3 días.
- Devuelve (vomita) al toser.
- La tos no lo deja dormir.
- La tos dura más de 7 días.

¿Qué más debo saber acerca de la tos?

- Hay muchos agentes que causan la tos, incluyendo el humo, las alergias y las infecciones virales.
- No permita que nadie fume cerca del niño. El humo que se encuentra en el aire se conoce como humo de segunda mano. Es muy malo que su hijo respire esta clase de humo.
- No le dé medicinas para la tos durante el día, a menos que así lo indique el médico.
- La tos se aliviará a medida que se vaya recuperando de su enfermedad.

Crup

¿Qué es?

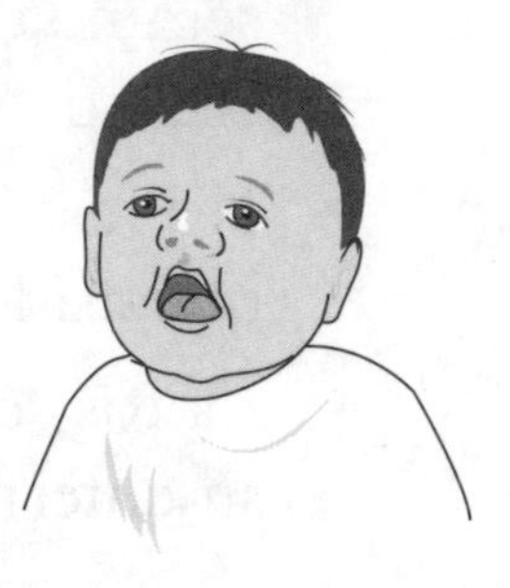

El niño tiene problema para respirar y al toser emite un sonido semejante al ladrido de un perro o de una foca. El crup frecuentemente es peor por la noche. Puede aparecer de repente.

¿El niño tiene alguno de estos síntomas?

- Tiene problema para respirar.
- Está asustado.
- Tiene fiebre entre 100 y 102°F (37.7–38.8°C).
- Las fosas nasales se dilatan al respirar.
- Los espacios entre las costillas se hunden al respirar.
- La dificultad respiratoria le impide hablar o llorar.

¿Qué puedo hacer en casa?

- Durante una semana, use un humidificador para mantener el ambiente húmedo en la habitación del niño. Vista al niño bien abrigado. Mantenga la habitación fresca.

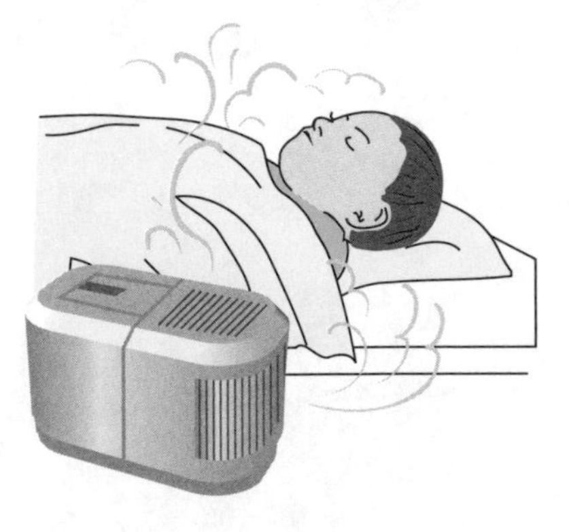

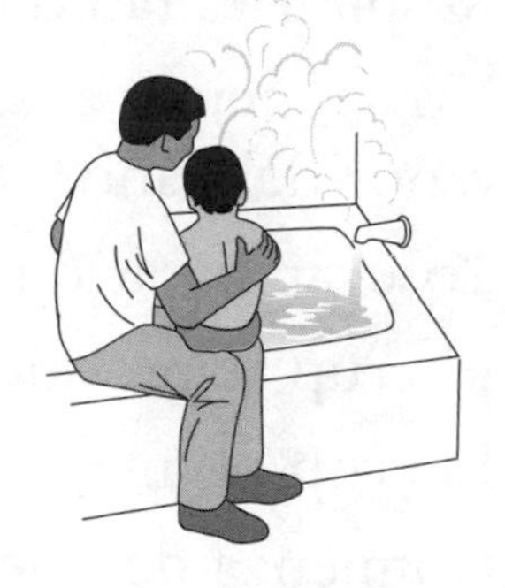

- Llene el cuarto de baño de vapor haciendo correr agua caliente con la puerta cerrada. Quédese en el baño con su hijo durante 20 minutos. Léale un cuento en voz alta para calmarlo.

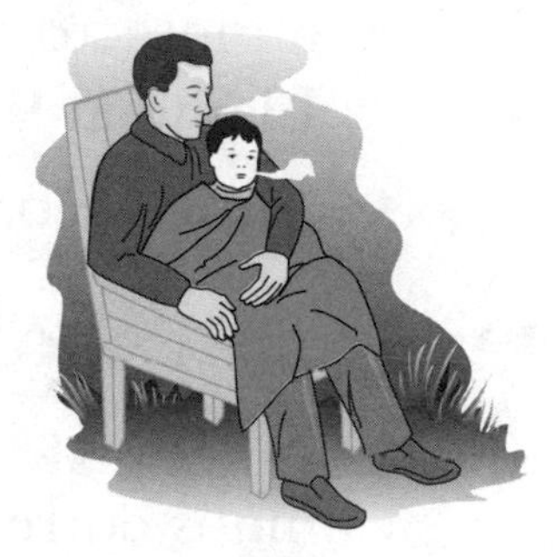

- El aire fresco y húmedo puede facilitar la respiración. Puede envolver al niño en una manta y salir a tomar el aire de la noche entre 10 y 20 minutos.
- Es posible que tenga que repetir esto varias veces durante la noche si el niño se despierta.
- Dé al niño líquidos puros y tibios. Son buenos el jugo de manzana, el agua y el té. Aflojarán la mucosidad y relajarán la garganta.
- **No le dé ninguna medicina para la tos.** No tienen efecto alguno sobre este tipo de tos.
- No permita que nadie fume cerca del niño.

¿Cuándo debo llamar al médico o a la enfermera?

- **Llame al 911** si el niño deja de respirar o se pone morado. Comience con la respiración boca a boca. Vaya a la página 165 para aprender a hacerlo.
- El niño emite un silbido al inhalar.
- Si lo hace al exhalar, llame al médico. Es probable que tenga asma.
- Babea y no puede hablar ni tragar.

- Respirar es tan difícil que el niño no puede caminar.
- No se mejora al sacarlo al aire de la noche ni con el vapor del baño.
- Tose sin parar durante 1 hora.
- El crup se produce durante tres noches consecutivas.
- El crup no mejora durante el día.
- Comienza después de que el niño ha sido picado por un insecto o después de haber tomado una medicina. **Llame al 911.**
- Tiene dolor de oído y un severo dolor de garganta.

¿Qué más debo saber acerca del crup?

- El crup es causado por un virus. Es más común en los niños entre 2 y 4 años.
- Se puede producir durante 7 noches consecutivas. Observe con atención al niño para detectar problemas respiratorios.

El estómago de su niño

8

Notas

Sangre en el excremento

¿Qué es?

Hay sangre en el excremento del niño.
El excremento también se llama deposición o heces.

¿El niño tiene alguno de estos síntomas?

- Sangre de color rojo intenso en el excremento.
- El agua del inodoro (sanitario) presenta un tono rojizo.
- Queda sangre en el papel higiénico o en las toallitas.
- El excremento es negro o de un rojo muy oscuro.
- El niño tiene diarrea.
- Tiene aspecto de enfermo.

¿Qué puedo hacer en casa?

- Revise si el niño presenta heridas en el recto. Es posible que esto ocurra si está estreñido (si el excremento es seco y duro).
- Observe el color del excremento. Tome una muestra para el médico.
- Suspenda los alimentos y las bebidas rojas.

¿Cuándo debo llamar al médico o a la enfermera?

- El excremento es negro o rojo.
- Sospecha que hay sangre en el excremento.

¿Qué más debo saber acerca de la sangre en el excremento?

- El excremento puede estar rojo si el niño ha comido un alimento o ha tomado una bebida roja durante las últimas 24 horas. Es posible que no sea sangre.
- El excremento puede volverse negro si el niño tragó sangre durante un sangrado nasal. Los alimentos negros, como las galletas Oreo también pueden hacer que el excremento sea negro.
- Si el niño tiene una úlcera o un pequeño corte en el recto, el excremento puede estar cubierto con sangre.
- Algunas medicinas, por ejemplo las vitaminas, contienen hierro. Esto hace que el excremento sea negro.
- El excremento normal es amarillo, verde o marrón claro u oscuro.

Cólico

¿Qué es?

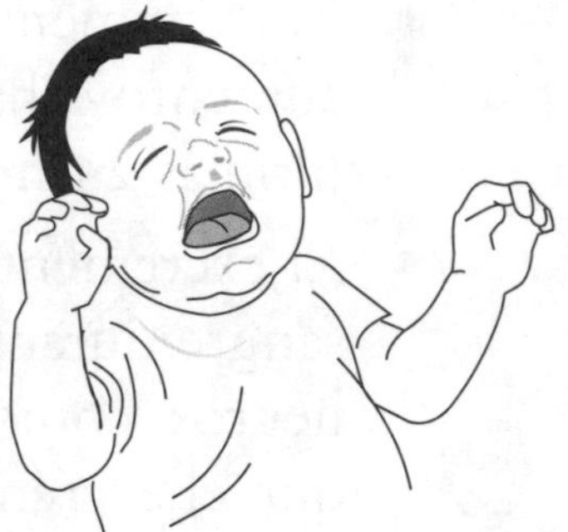

El bebé llora durante mucho tiempo, más de 3 ó 4 veces por semana, y no se calma. Los cólicos son muy comunes. ¿Los períodos de llanto pueden comenzar a las 2 semanas de vida? Los cólicos con frecuencia finalizan cuando el bebé tiene entre 3 y 4 meses, pero pueden durar más tiempo.

¿El niño tiene alguno de estos síntomas?

- Su bebé llora sin motivo.
- Está bien cuando no llora.
- Los períodos de llanto pueden producirse 3 ó 4 veces por semana y pueden durar entre 3 y 4 horas.
- El bebé contrae las piernas contra el abdomen o las mantiene extendidas y hacia fuera durante los ataques de llanto.

¿Qué puedo hacer en casa?

- Acune al bebé entre sus brazos suavemente.
- Intente colocarlo en un columpio para bebés.

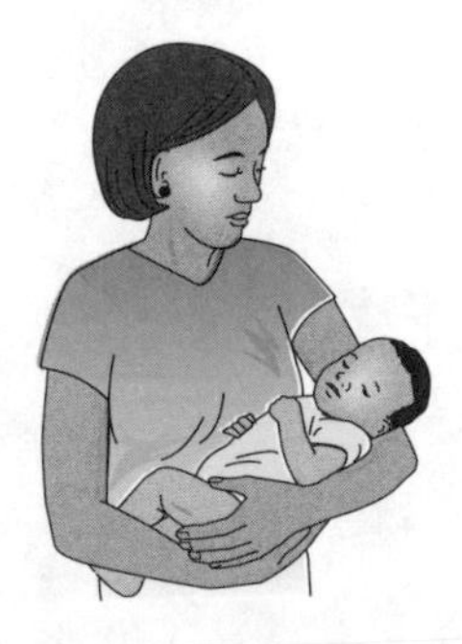

- Llévelo a dar un paseo en el cochecito.
- Intente envolverlo bien en una manta.
- Dele un chupón.

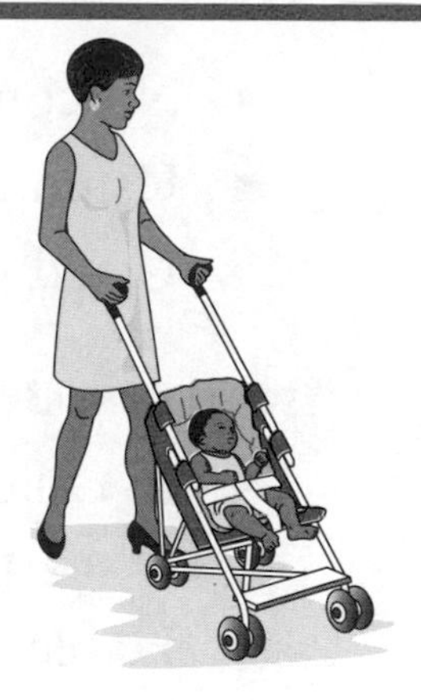

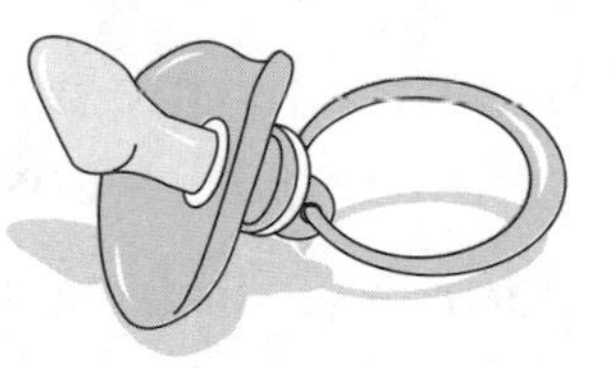

- Haga que el niño eructe (saque los gases del estómago por la boca) después de haber bebido ½ onzas (15 mililitros) de leche materna o fórmula.
- Investigue qué calma más a su bebé y póngalo en práctica.
- Debe contar con alguien que le ayude a cuidar al niño cuando usted necesite descansar.

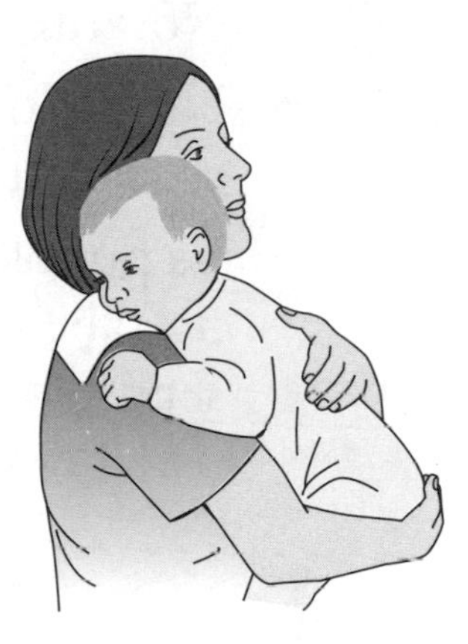

- No le dé ninguna medicina, a menos que el médico lo indique.

¿Cuándo debo llamar al médico o a la enfermera?

- El bebé llora durante más de 3 horas.
- Llora más de lo normal.
- El bebé parece tener algún dolor al llorar.
- Actúa como si estuviera enfermo cuando no llora.
- Tiene ataques de llanto después de los 4 meses.
- Tiene fiebre.

- No come.
- Usted está preocupado.
- Usted piensa que algo anda mal.

¿Qué más debo saber acerca del cólico?

- El cólico no es un signo de que usted sea un mal padre ni de que esté haciendo mal las cosas.
- Hable con otros padres y madres. Pregúnteles qué hacen cuando el bebé llora.
- No grite ni golpee a su bebé. Cárguelo y acúnelo.
- Nunca lo sacuda. Si lo hace, puede hacerle daño y hasta causarle la muerte.
- Es posible que usted se sienta cansado o mal porque no sabe qué hacer. Coloque al bebé en un lugar seguro y llame a alguien para que lo reemplace mientras usted descansa.

Estreñimiento

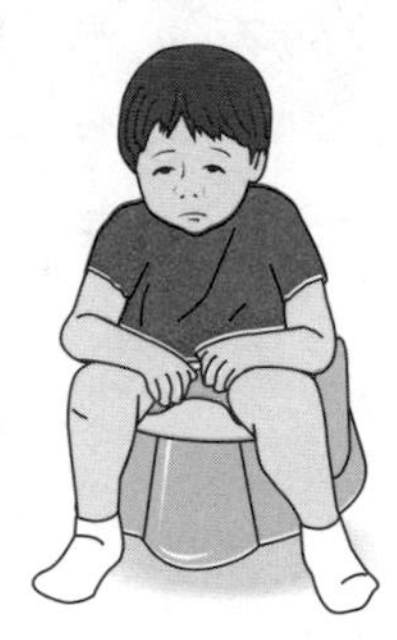

¿Qué es?

El excremento duro y seco que causa dolor al eliminarlo.

¿El niño tiene alguno de estos síntomas?

- El niño evacua los intestinos con menos frecuencia que antes.
- No puede evacuar aun después de intentarlo repetidas veces.
- Cuando elimina, el excremento es muy duro.

¿Qué puedo hacer en casa?

- Dele grandes cantidades de líquido.
- Si esto no da resultado y el bebé tiene menos de 1 año, dele entre 1 y dos 2 onzas líquidas (entre 30 y 60 mililitros) de jugo de ciruelas mezclado con agua (una mitad de jugo de ciruelas y una mitad de agua) dos veces al día.
- Si el bebé tiene más de 6 meses, dele alguno de estos alimentos dos veces al día:
  - chícharos
  - frijoles
  - peras
  - ciruelas
  - ciruelas pasas
  - camotes
  - duraznos

- Si el bebé tiene más de 1 año, dele alguno de estos alimentos:
  - chícharos
  - dátiles
  - bollos de pan de salvado
  - galletas tipo "Graham"
  - cereal de salvado
  - frijoles
  - ciruelas pasas
  - jugo de manzana
  - pan de trigo
- Llévelo a caminar, correr, jugar para que esté más activo.

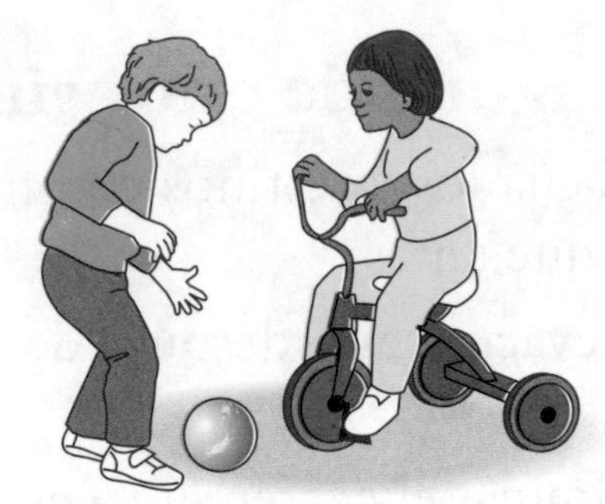

- Suspenda estos alimentos hasta que se regularice el excremento:
  - helado (ice cream)
  - arroz
  - plátanos (bananas)
  - zanahorias
  - queso
- No le dé ningún tipo de medicina contra el estreñimiento, a menos que lo indique el médico.

¿Cuándo debo llamar al médico o a la enfermera?

- El niño tiene dolores de estómago.
- El excremento es negro.
- Ve sangre en el excremento.

- Ve un líquido marrón en la ropa interior del niño, que ya no usa pañales, antes o después de ir al baño.
- El niño no ha evacuado después de unos días de cuidado en casa.

¿Qué más debo saber acerca del estreñimiento?

- No use ninguna medicina para el recto, a menos que lo indique el médico.
- Es posible que al bebé se le enrojezca la cara, que se queje y se esfuerce demasiado al evacuar. Si el excremento es blando, será normal.
- Algunos bebés pueden pasar entre 2 y 3 días sin evacuar. Esto puede ser normal. No es necesario que lo hagan diariamente.

Diarrea

¿Qué es?

Mucho excremento líquido o muy blando. Se puede producir por un resfriado, una gripa u otra enfermedad. A veces se le llama "estar suelto del estómago".

¿El niño tiene alguno de estos síntomas?

- Más deseos de ir al baño (evacuar) que antes.
- El excremento es más líquido.
- El trasero del niño está enrojecido y ulcerado.
- Tiene fiebre.
- Le duele el estómago.

¿Qué puedo hacer en casa?

- Si está amamantando, debe continuar haciéndolo.
- Si un bebé está tomando fórmula y tiene más de 4 evacuaciones intestinales en forma líquida al día, pregunte al médico o la enfermera si debe suspender la fórmula durante 24 horas.
- Dele líquidos puros, por ejemplo Pedialyte.
- Los niños que ya comen alimentos sólidos, toman líquidos puros sin problemas y tienen apetito, pueden comer los siguientes alimentos en cantidades pequeñas.
  - Puré de plátanos (bananas) maduros
  - Puré de manzana
  - Cereal de arroz
  - Pan tostado

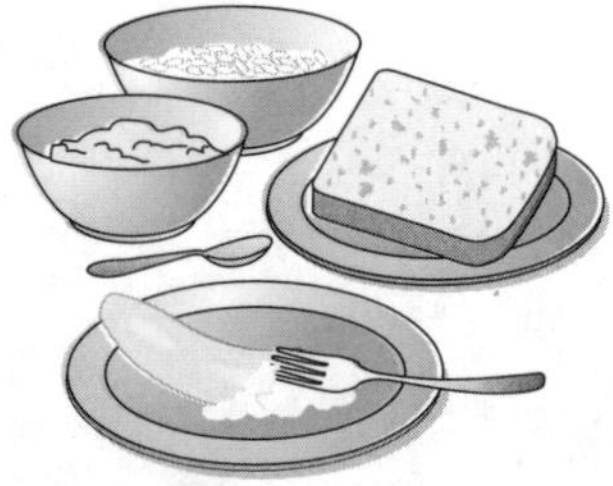

- Cuando la diarrea se detenga, lentamente comience a darle los alimentos que come normalmente. Darle leche o fórmula 24–48 horas después de finalizada la diarrea.
- La diarrea quema la piel. Cámbiele los pañales enseguida de cada evacuación intestinal. Lávele el trasero con jabón neutro y agua. Cúbrale el trasero con ungüento de óxido de cinc o Desitin para evitar la rozadura causada por el pañal.
- No use toallitas humedecidas (comerciales) en caso de diarrea. Pueden quemar la piel del bebé.
- Si el niño es mayor, ayúdelo a limpiarse el trasero para evitar que se le lastime. Dele baños de asiento.
- No le dé ninguna medicina sin receta para la diarrea sin antes consultar al médico.

¿Cuándo debo llamar al médico o a la enfermera?

- El niño tiene aspecto de enfermo.
- No toma líquido.
- Orina nada o poco en 6 a 8 horas.
- Tiene la boca seca y pastosa.
- El niño presenta más indicaciones de deshidratación (vea la página 100).
- Tiene fiebre.
- Usted ve sangre en el excremento.
- Al niño le duele mucho el estómago.

¿Qué puedo hacer para evitar la diarrea?

- La diarrea es causada por gérmenes. Después de cambiarle los pañales, lávese siempre las manos.
- Lave las manos del bebé con frecuencia. Enseñe al niño a lavarse las manos antes de comer.

- Lave los biberones y las mamilas o chupetes de biberón con jabón y agua muy caliente. Enjuáguelos bien.
- Deseche la fórmula que no se tomó. No se la dé después.
- Los gérmenes se generan en los alimentos a temperatura ambiente. Conserve en el refrigerador los alimentos que se puedan dañar.

¿Qué más debo saber acerca de la diarrea?

- La diarrea es peligrosa porque el niño pierde mucha agua corporal. Esto es lo que se conoce como deshidratación.
- Las indicaciones de la deshidratación son:
  - Boca seca.
  - Ojos hundidos.
  - Orina nada o poco durante 6 horas.
  - El color de la orina es amarillo oscuro.
  - Llora sin lágrimas.
  - La mollera está hundida.

  Llame a su médico inmediatamente si su niño presenta **uno** de estos síntomas.
- Los recién nacidos evacuan con mucha frecuencia. Esto es normal.
- Los bebés que toman pecho pueden evacuar durante y después de cada comida.
- Los bebés alimentados con leche materna tiene diarrea con menos frecuencia. La leche materna no tiene los gérmenes que pueden provocar la diarrea. La leche materna ayuda a los bebés a combatir las infecciones.
- Los bebés que toman biberón pueden evacuar entre 1 y 8 veces al día durante la primera semana. Luego, hasta los dos meses de edad, entre 1 y 4 veces.
- Los bebés de más de 2 meses pueden evacuar entre 1 y 2 veces al día.

Alergias alimenticias

¿Qué son?

Alimentos que come el niño y que le producen malestar cada vez que el niño los come.

¿El niño tiene alguno de estos síntomas?

- Los labios, la lengua o la boca del niño se hinchan o se inflaman.
- Diarrea o vómitos.
- Sarpullido rojizo por todo el cuerpo.
- Problema para respirar.
- Dolor de garganta o nariz suelta.

¿Qué puedo hacer en casa?

- Si sabe cuáles son los alimentos que no le hacen bien al niño, no se los dé.
- Lea las etiquetas para verificar qué contiene la comida del niño. Si los alimentos contienen algo que no le hace bien, no se los dé.
- Si desconoce qué es lo que no le hace bien al niño, haga una lista de todos los alimentos que come y observe cuáles causan algún efecto adverso.
- Al agregar nuevos alimentos a la dieta déselos uno a la vez. Dé a su bebé grandes cantidades de esta comida nueva. Observe si su bebé se siente mal después de comerlo. Espere 3 días antes de agregar otro alimento nuevo.

- Si el niño come muchos alimentos y uno de los alimentos le hace mal, suspenda un alimento a la vez. Deje de darle esa comida durante una semana y observe cómo reacciona.

¿Cuándo debo llamar al médico o a la enfermera?

- El niño no puede respirar, se pone morado o pálido o le duele el pecho después de comer. **Llame al 911.**
- Se le hincha la cara, el cuello, los labios o la boca. **Llame al 911.**
- Muchos alimentos le hacen mal.
- Usted cree que el bebé es alérgico a la fórmula.

¿Qué más debo saber acerca de las alergias alimenticias?

- Los bebés alimentados con leche materna tienen menos problemas de alergias.
- Cuando los niños son alérgicos a ciertos alimentos, se pueden empeorar **cada vez** que los comen. Averigüe qué alimentos le hacen mal al niño. Suspenda este tipo de alimento.
- A los 2 ó 3 años de edad, muchos niños pueden comer alimentos que antes les hacían mal. Pero algunos siguen reaccionando del mismo modo a los mismos alimentos durante toda su vida.
- Comidas que pueden causar alergias en niños:
  - Huevos
  - Cacahuates/mantequilla de cacahuate
  - Semilla de soja
  - Trigo
  - Leche de vaca
  - Mariscos, por ejemplo de camarones, cangrejo
  - Fresas
  - Maíz

  - Chocolate
  - Pescado
  - Jugos cítricos o la fruta como la naranja

- Los bebés menores de 1 año no deberían comer mariscos, ni la clara del huevo, ni frutillas, ni chocolates.
- Dígale a la persona que cuida del niño que padece de alergias alimenticias. Déjele saber qué puede comer. Dele una lista de los alimentos que no puede comer.
- Asegúrese de informar en la guardería infantil o en la escuela las alergias alimenticias del niño.
- Cuando el niño vaya a una fiesta, asegúrese de decirle a un adulto qué comidas no puede comer.
- Antes de ordenar una comida en un restaurante, pregunte de qué modo se preparan los platos. Averigüe los ingredientes, por ejemplo si hay huevos en la salsa.
- Si las alergias alimenticias de su niño son muy severas, debe llevar siempre un brazalete que las especifique. Pregunte al médico o a la enfermera si el niño debe usar el brazalete.
- Si el niño es mayor, enséñele qué alimentos no debe comer.

Hernia

¿Qué es?

Hinchazón o abultamiento en la zona de la ingle o en el ombligo.

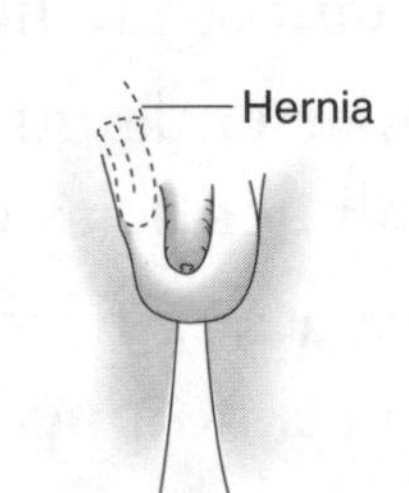

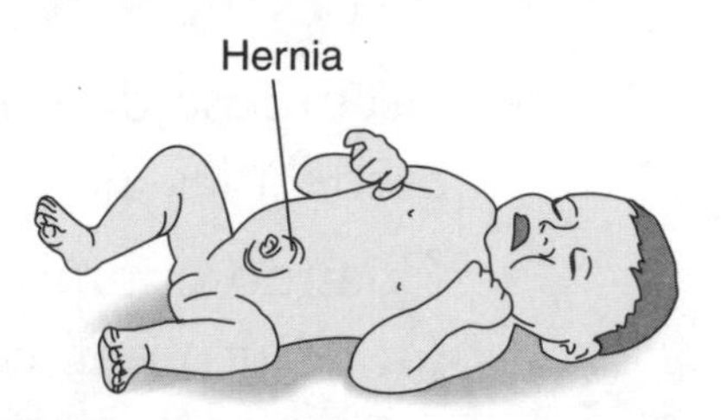

¿El niño tiene alguno de estos síntomas?

- Protuberancia en la zona de la ingle o en el ombligo.
- La protuberancia aparece cuando el bebé llora y desaparece cuando deja de hacerlo.
- La piel que recubre la protuberancia enrojece.

¿Qué puedo hacer en casa?

- Preste atención a la aparición de protuberancias y comuníqueselo al médico si ve alguna.

¿Cuándo debo llamar al médico o a la enfermera?

- Llame al médico de inmediato si el niño tiene una protuberancia y dolor, fiebre o vómitos.
- Llame al doctor de inmediato si la piel que recubre la protuberancia enrojece o se pone morada.

- Comunique al médico la presencia de cualquier protuberancia. Hágalo aun si desaparece cuando el bebé deja de llorar.

¿Qué más debo saber acerca de las hernias?

- Las hernias son más comunes entre los varones.
- Algunas hernias no son serias. Otras pueden ser muy severas. Lleve al niño inmediatamente al médico si tiene dolor, fiebre o vómitos.
- Es normal que el bebé tenga alrededor del ombligo una hernia más pequeña que el tamaño de una moneda de 25 centavos. Desaparecerá cuando aprenda a caminar.
- No le ponga nada ajustado alrededor del ombligo si tiene una hernia. Puede dañar la piel de su bebé.

Reflujo

¿Qué es?

Después de comer, el bebé vomita 1 ó 2 tragos de leche o jugo gástrico. Muchos bebés tienen reflujo después de comer. Se puede producir con un eructo.

¿El niño tiene alguno de estos síntomas?

- Devuelve una pequeña cantidad de lo que comió.
- Quiere volver a comer después del reflujo.

¿Qué puedo hacer en casa?

- Dele alimentos en cantidades más pequeñas.
- Espere 2½ horas entre comidas para que el estómago del bebé quede libre.
- Hágalo que saque los gases (eructar) después de tomar ½ onza líquida (casi 15 mililitros) de leche materna o fórmula.

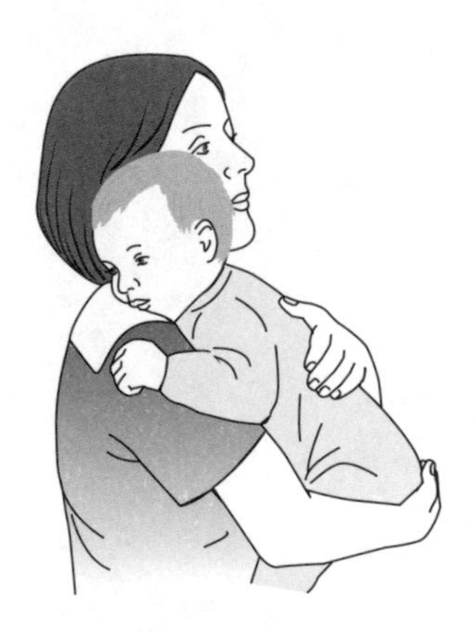

- No presione el estómago del bebé después de comer.
- El bebé debe estar tranquilo durante y después de las comidas. Mantenga la cabeza más alta que el nivel del estómago.

- Sostenga a su bebé levantado después de comer. Si lo tiene que poner en algún lugar póngalo en una silla para bebés.
- No ajuste demasiado el pañal al estómago.

¿Cuándo debo llamar al médico o a la enfermera?

- El reflujo contiene sangre.
- El bebé se ahoga o tose al producirse el reflujo.
- Tiene demasiado reflujo y no aumenta de peso.
- El reflujo cae a mucha distancia del bebé.
- Se produce cada vez con más frecuencia y fuerza.

¿Qué más debo saber acerca del reflujo?

- Grandes cantidades de alimento de una sola vez pueden originar el reflujo.
- También se puede originar al sostener las piernas del bebé contra el pecho del niño mientras se cambian los pañales.
- Reflujo no es lo mismo que vómito. El reflujo se produce inmediatamente después de alimentar al bebé. Es una pequeña cantidad de líquido y sale en forma de baba.
- Se interrumpe o disminuye cuando el bebé llega a los 10 ó 12 meses.

- Los bebés que toman leche materna podrían tener menos reflujo que los que se alimentan con fórmulas.
- Quite las manchas causadas por el reflujo remojándolas en bicarbonato de sodio y agua. La leche materna no mancha la ropa.

Dolor de estómago

¿Qué es?

El niño se queja de dolor de estómago.

¿El niño tiene alguno de estos síntomas?

- Se acuesta y se toca el estómago.
- Lleva sus rodillas al estómago.
- Llora o grita de dolor.
- Vomita.
- Tiene diarrea.

¿Qué puedo hacer en casa?

- **No** le dé nada de comer ni de bcber hasta que el dolor desaparezca.
- Haga que el niño se recueste y se relaje respirando profundo.
- Coloque un paño tibio o una almohadilla térmica sobre el estómago del niño.
- **No** le dé ninguna medicina para aliviar el dolor.

¿Cuándo debo llamar al médico o a la enfermera?

- El niño tiene menos de 2 años y le duele el estómago.
- Tiene un dolor intenso y no deja de llorar.
- Camina encorvado, agarrándose el estómago.
- Se recuesta y se niega a caminar.

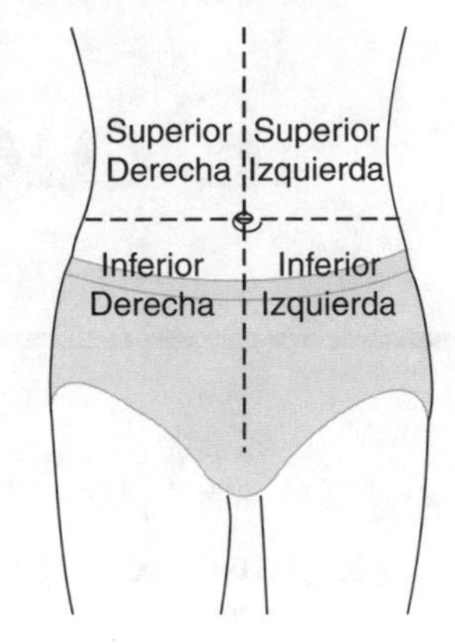

- Tiene un dolor en la parte inferior derecha del estómago durante más de 2 horas.
- Hay sangre en el excremento.
- Los dolores de estómago van y vienen durante 12 horas. El dolor no es causado por vómitos ni diarrea.
- El niño ha sido lastimado en el estómago.
- Al tocarlo, siente que el estómago está duro y le duele.
- Tiene fiebre y dolor intenso.
- Orina muy poco.
- El excremento del niño parece **pasas de uva de gelatina**.

¿Qué más debo saber acerca del dolor de estómago?

- A menudo, el dolor de estómago desaparece en menos de 2 horas.
- El dolor de estómago se origina por diferentes factores como:
  - gripe
  - preocupación
  - estreñimiento.
  - demasiada comida
  - alimentos en mal estado

Vómito

¿Qué es?

El niño arroja por la boca líquido del estómago.

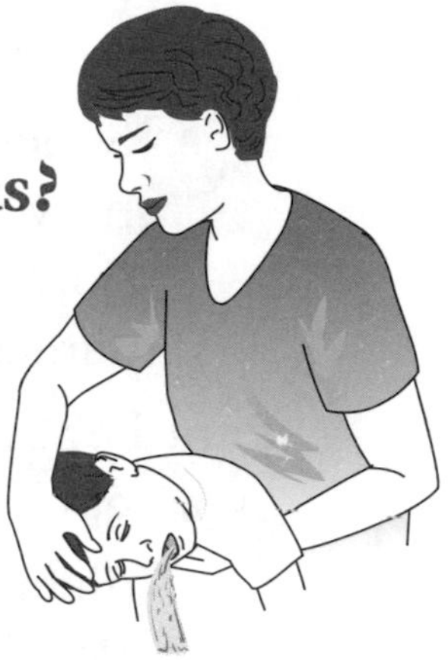

¿El niño tiene alguno de estos síntomas?

- El vómito puede tener fragmentos de alimentos o sólo jugos gástricos.
- El niño tiene fiebre.
- Tiene diarrea.
- Tiene dolor de estómago.

¿Qué puedo hacer en casa?

- Coloque un recipiente cerca del niño(a) y si tiene el cabello largo áteselo en la nuca.
- Después de que vomite, ayúdelo a lavarse los dientes. Esto ayudará a quitar el mal gusto de la boca.
- No le dé nada de comer ni de beber dentro de las 2 horas de haber vomitado.

Para niños de 1 año de edad o más:

- Cuando haya pasado 2 horas sin vomitar, el niño debe tomar líquidos claros a sorbos pequeños. Estas bebidas incluyen Pedialyte, Infalyte, Ricelyte o un producto de otra marca pero de características similares. Dele 1 cucharada cada 3 ó 5 minutos. Si es un niño mayor, dele 7-Up sin burbujas (déjela reposar abierta durante 2 horas), Jell-O, Gatorade y paletas de helado. Si el niño no vomita, duplique la cantidad cada una hora.

- Si no vomita después de 4 horas, dele más líquido.
- Comience a darle alimentos livianos pasadas las 8 horas sin vomitar. Entre estos alimentos se encuentran el pan tostado, el arroz, los plátanos (bananas), el puré de manzana y el puré de papas.

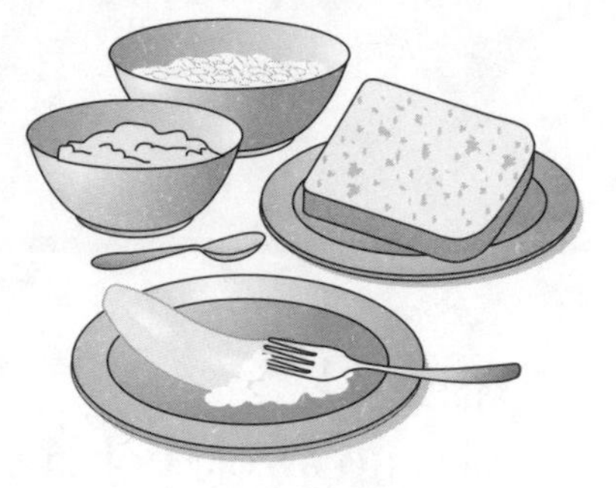

- Si después de un día de comer alimentos livianos el niño no vomita, comience a darle lo que consume normalmente. Olvídese de la carne, la leche y los alimentos grasosos por unos días.

Para bebés menores de 1 año:

- Si lo está amamantando, siga haciéndolo. Agregue a la dieta una botella de suero oral infantil especial marca Pedialyte, Infalyte, Ricelyte o un producto de otra marca pero de características similares.
- Si el bebé toma biberón, suspenda la fórmula. En su lugar, dele suero oral infantil especial marca Pedialyte, Infalyte, Ricelyte o un producto de otra marca pero de características similares.
- Comience a dar fórmula 3 ó 4 horas después de que el bebé deje de vomitar.
- Después de un día vuelva a darle los alimentos que come normalmente.

¿Cuándo debo llamar al médico o a la enfermera?

- El bebé es de 3 meses o menos y tiene vómitos.
- El niño no orina durante 6 horas.
- Llora sin lágrimas.

- Hay sangre en el vómito.
- Tiene un dolor de estómago muy fuerte.
- Vomita después de golpearse la cabeza o el estómago.
- Vomita después de un accidente.
- Parece estar muy enfermo.
- Tiene fuertes dolores de cabeza.
- No puede mantener líquidos en su estómago.

¿Qué más debo saber acerca de los vómitos?

- A menudo los bebés devuelven parte de lo que han comido durante o después de ser alimentados (vea la página 106). Eso no es vomitar.
- El vómito puede estar asociado a otra enfermedad.
- Los vómitos pueden hacer que el niño pierda mucho líquido. Esto se llama deshidratación.
- Las indicaciones de la deshidratación son:
    - Boca seca.
    - Ojos hundidos.
    - Orina nada o poco durante 6 horas.
    - El color de la orina es amarillo oscuro.
    - Llora sin lágrimas.
    - La mollera está hundida.

  Llame a su médico inmediatamente si su niño presenta **uno** de estos síntomas.
- No le dé alimentos ni bebidas rojas. Si lo hace, el vómito parecerá sangre.
- Si al devolver lo hace con mucha fuerza, el vómito puede salirle por la nariz. Puede limpiarle la nariz con una jeringa de succión (vea la página 81).

Orinar en la cama 9

Notas

Orinar en la cama

¿Qué es?

El niño está seco durante el día, pero se orina cuando duerme. Muchos niños mojan la cama por la noche. No se despiertan por la necesidad de orinar.

¿El niño tiene alguno de estos síntomas?

Por la mañana o en medio de la noche, la cama está mojada.

¿Qué puedo hacer en casa?

- No le dé de tomar nada 2 ó 3 horas antes de ir a dormir.
- Haga que orine antes de irse a la cama.
- Llévelo al baño antes de que usted se vaya a dormir.
- Colocar un reloj despertador para despertar al niño 1–2 veces durante la noche para ir al baño.

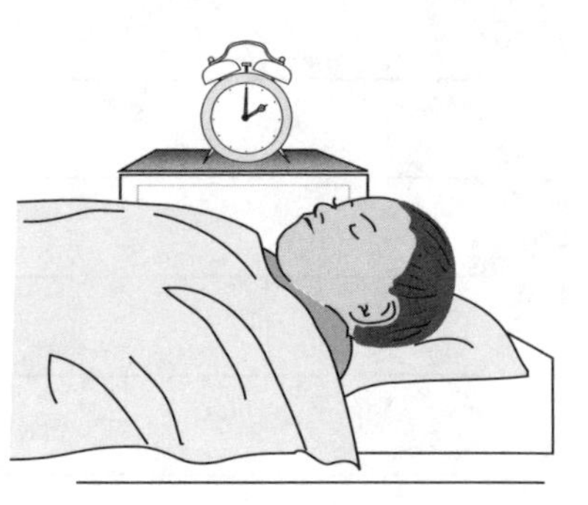

- Coloque plástico debajo de las sábanas para proteger el colchón.
- Deje una luz encendida en el baño.
- Intente colocar una bacinica (silla con orinal) al lado de la cama del niño.

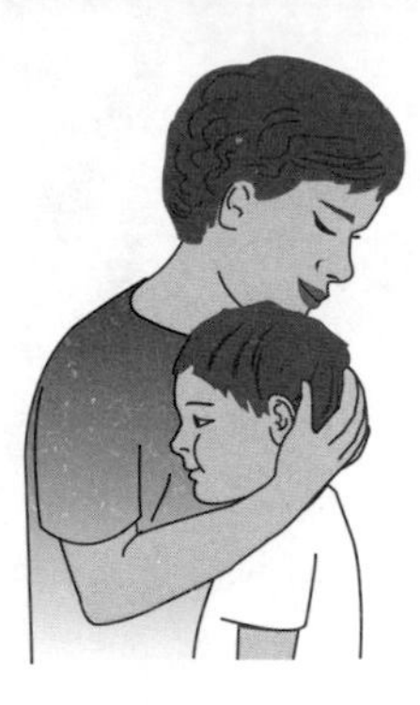

- No se enfade ni se burle del niño. Él no tiene la intención de mojar la cama.
- Felicite al niño cuando amanezca con la cama seca.
- No le ponga pañales, a menos que él lo desee.

¿Cuándo debo llamar al médico o a la enfermera?

- El niño tiene fiebre o dolor de estómago.
- Se moja durante el día.
- Siente dolor o ardor al orinar.
- Hay sangre en la orina.
- Quiere beber más que de costumbre.
- Sigue orinándose en la cama a los 8 años.
- Desea obtener información sobre las alarmas contra el orinar en la cama. Estas alarmas despiertan al niño cuando comienza a mojar la cama.
- No se ha orinado durante 6 meses o más y ahora ha comenzado a mojar la cama.

¿Qué más debo saber acerca del orinar en la cama?

- La mayoría de los niños dejan de mojar la cama a los 7 ó 8 años.
- El orinar en la cama puede durar hasta los años de adolescente y luego desaparecer.

La piel de su niño 10

Notas

Varicela

¿Qué es?

Es una enfermedad que presenta manchas rojas, ampollas y costras en todo el cuerpo. Provocan una comezón severa. La varicela es contagiosa.

¿El niño tiene alguno de estos síntomas?

- Fiebre
- Cansancio
- Una clara ampolla sobre una mancha rojiza o bulto que parece como una gota de rocío sobre un pétalo de rosa.
- Aparecen manchas nuevas todos los días durante 3 a 5 días.

¿Qué puedo hacer en casa?

- Dele un baño con agua fresca. Agregue una taza de bicarbonato de sodio en el agua para aliviar la comezón.
- Para la fiebre dele Tylenol. Lea la etiqueta para saber la dosis. **Nunca le dé aspirinas.**
- Córtele las uñas.
- Trate de evitar que el niño se rasque las manchas rojas.
- Aplíquele loción de calamina en las manchas rojas para aliviar la comezón.

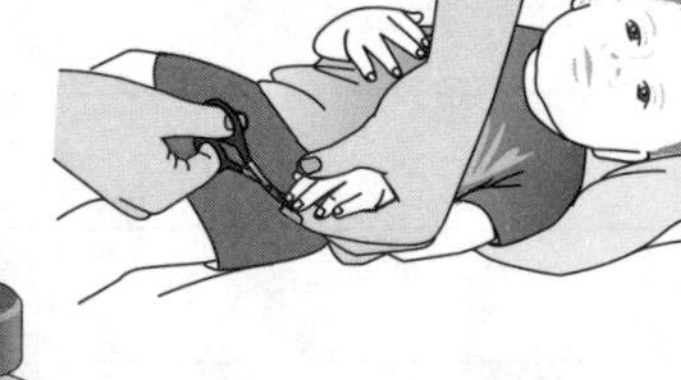

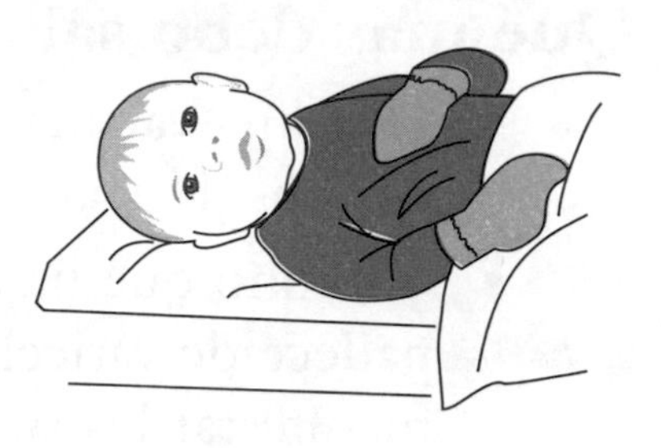

- Cubra las manos del niño con calcetines o guantes de algodón. Esto evitará que se lastime al rascarse.
- Trate de evitar el contacto del niño con gente que no haya tenido varicela.
- El niño debe estar adentro y lejos del contacto del sol.

¿Cuándo debo llamar al médico o a la enfermera?

- La comezón no cesa.
- Hay úlceras en los ojos o en las partes genitales.
- Cuando el niño presenta alguno de los siguientes problemas:
  - fiebre alta
  - vómitos
  - convulsiones
  - se olvida de las cosas
  - fuerte dolor de cabeza
  - tos severa
  - cuello tieso
- Siente dolor al orinar.
- Las manchas parecen estar infectadas. Pueden estar:
  - supurando pus
  - muy rojas
  - inflamadas
  - muy ulceradas
- El niño no toma líquido. Orina menos que de costumbre.
- Aparece la fiebre **después** de los primeros 2 a 3 días de enfermedad.

¿Qué más debo saber acerca de la varicela?

- Hay una vacuna que previene la varicela. Se le puede dar a niños de 1 año o más. Consulte su uso con el médico.
- Un niño que ha estado en contacto con alguien que padece de varicela, tardará entre 10 y 21 días en manifestar los síntomas.
- La mayoría de las manchas desaparece sin dejar marcas. Si se rasca, quedarán marcas llamadas cicatrices que no desaparecerán.
- El período de contagio de la varicela es de 7 días y puede contagiar a otros antes de que aparezcan las manchas rojas.
- Cuando un niño tiene varicela, lo primero que se ve son manchas rojas, llamadas eritema. Se transforman en ampollas y luego en costras.
- Cuando todas las manchas se transformen en costras, el niño ya no podrá contagiar la varicela y podrá regresar a la escuela.

Rozadura causada por el pañal

¿Qué es?

Manchas rojas, en carne viva en el pompis o en los muslos (el área que cubre el pañal) del bebé. La mayoría de los bebés sufren rozadura causada por el pañal. Es causada por los pañales húmedos.

¿El niño tiene alguno de estos síntomas?

- La piel está roja y en carne viva debajo del pañal.
- Las manchas rojas se pueden extender a los muslos, al estómago y a la espalda.

¿Qué puedo hacer en casa?

- Cambie el pañal tan pronto se humedece.
- Toque el pañal cada hora, aun durante la noche. Cámbielo si está húmedo.
- Limpie el trasero del bebé cada vez que le cambie el pañal. Use agua tibia.
- Deje al bebé sin el pañal el mayor tiempo posible, por lo menos 15 minutos cada vez que lo cambie.
- Seque bien el trasero del bebé y úntele ungüento de óxido de cinc o Desitin.

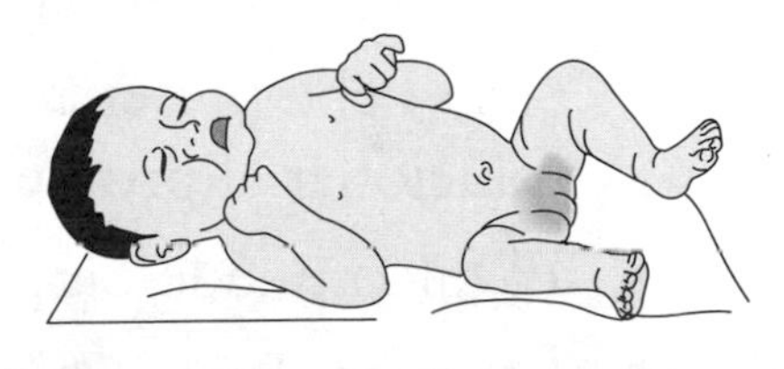

- No use pantaloncitos de hule. Mantienen la piel húmeda.
- No use toallitas humedecidas (comerciales) para bebés. Pueden irritar y herir la piel.
- Use alguno de estos jabones neutros para lavar los pañales de tela:
  - Ivory Snow
  - Fab para Piel sensible
  - Baby Soft
  - Dreft

¿Cuándo debo llamar al médico o a la enfermera?

- La rozadura no mejora en 3 días.
- Las manchas rojas se extienden al área que no cubre el pañal.
- Las manchas rojas:
  - se agrandan
  - son de un rojo intenso
  - son acuosas
  - se abren y se ulceran
  - se infectan.
- El bebé actúa como si estuviera enfermo.
- La rozadura se vuelve muy brillosa.

¿Qué más debo saber acerca de la rozadura causada por el pañal?

- Si su bebé presenta rozadura causada por el pañal, intente solucionar el problema cambiando de marca de pañales.
- El talco puede empeorar la rozadura. No se debe usar.
- La orina daña la piel y también empeora la rozadura. Mantenga al bebé seco y limpio todo el tiempo.

Eczema

¿Qué es?

El eczema es piel seca que produce comezón. El eczema es hereditario, y generalmente es más serio en bebés y niños. Mejora a medida que los niños crecen.

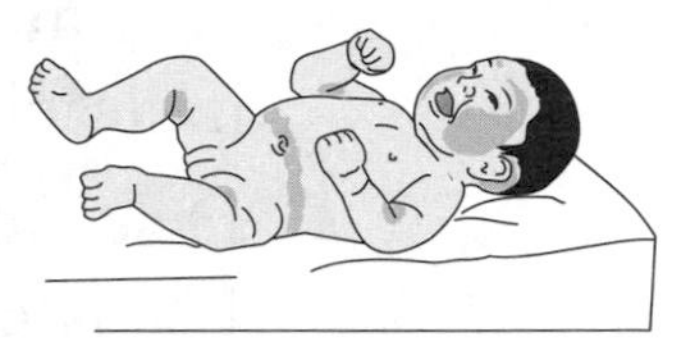

¿El niño tiene alguno de estos síntomas?

- Piel rojiza y reseca en las mejillas, detrás de las orejas, en la cara interna de los codos y en la parte posterior de las rodillas.
- Al tocarse, la piel parece tener pequeñas protuberancias.
- Puede supurar un líquido transparente y formar costras.

¿Qué puedo hacer en casa?

- No haga nada que pueda resecar la piel, por ejemplo largos baños calientes.
- Dé a su bebé baños cortos y con agua fresca. Déjelo en el agua 5 minutos o menos. El jabón reseca la piel. Use muy poca cantidad de un jabón neutro, por ejemplo Dove.
- Seque la piel del bebé dando golpecitos leves. No talle la piel con la toalla.
- Aplique una crema o loción sin perfume en la piel. Haga esto mientras la piel está húmeda, después del baño. Coloque crema o loción en la piel 3 ó 4 veces al día.

- Para lavar la ropa use un jabón neutro.
- No toque ni se acerque a cosas que puedan empeorar la comezón. Vista al niño con ropa suave de algodón. No le ponga ropa ajustada o de lana, por ejemplo spandex.
- Evite que el niño se rasque. Mantenga las uñas del bebé cortas y las manos limpias.
- Si el médico le receta una crema, úsela según sus indicaciones.
- Dele Benadril a la noche para detener la comezón. Lea la etiqueta para saber la dosis.

¿Cuándo debo llamar al médico o a la enfermera?

- El sarpullido presenta signos de infección como enrojecimiento, supuración de pus y sensación de calor.
- El niño tiene fiebre.
- La comezón no le permite dormir.
- Tiene aspecto de enfermo.

¿Qué más debo saber acerca del eczema?

- El niño puede tener otras enfermedades, por ejemplo asma, además del eczema.
- La crema o la loción que le da el médico puede causar dolor durante un período breve después de la primera aplicación.
- Si una clase de loción empeora el sarpullido, no la use.
- El eczema es un problema a largo plazo. Puede presentar mejorías por algún tiempo y luego reaparecer.
- El clima frío y seco puede empeorar el eczema.

Piojos

¿Qué es?

Pequeños insectos que viven en el cabello. También pueden propagarse por toda la casa.

¿El niño tiene alguno de estos síntomas?

- Comezón en la cabeza.
- Insectos grises que se mueven con rapidez.
- Muchos insectos se pueden alojar en la nuca.
- Los huevos de los piojos (liendres) pueden estar pegados al cabello cerca del cuero cabelludo. Parecen pequeñas partículas blancas.

¿Qué puedo hacer en casa?

- Lave el cabello con un champú o enjuague acondicionador especialmente preparado para combatir los piojos. Puede comprarlo en una farmacia. Hay varios que puede usar:
  - Enjuague acondicionador NIX
  - Champú RID
- Pida al médico que le sugiera cuál usar. Pregúntele si puede usar ese champú en bebés menores de 1 año.
- Estos champús y enjuagues acondicionadores son venenosos. Lea la etiqueta. Úselos con cuidado. Guárdelos fuera del alcance de los niños.
- Toda la familia debe usar este champú.

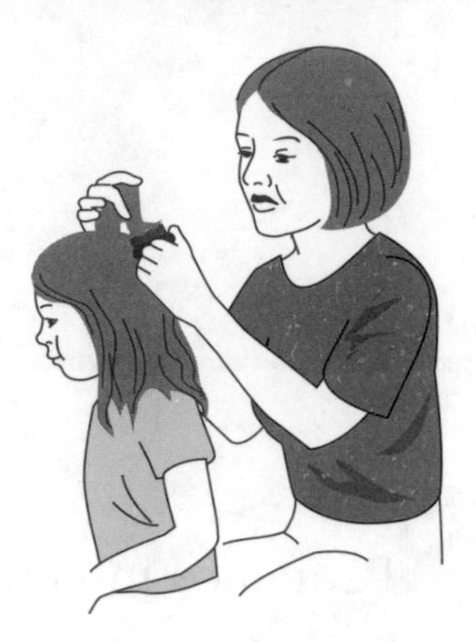

- Use un peine fino para quitar las liendres del cabello.
- Use una buena luz para encontrar las liendres. Quite las partículas blancas con el cabello húmedo. Debe quitarlas todas.
- Lave todos los peines, cepillos y cintas o pañuelos de cabeza con el mismo producto y agua caliente.
- Lave las sábanas, chaquetas, peluches y otros objetos que hayan tenido contacto con la cabeza del niño. Use agua caliente.

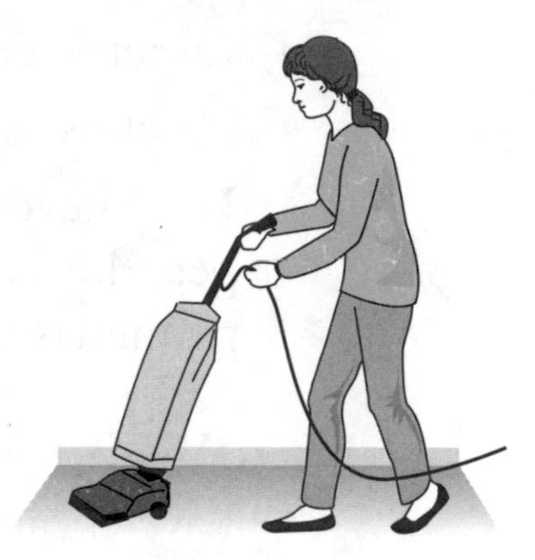

- Para matar los piojos, puede meter los muñecos de peluche a la secadora por 20 minutos.
- También será necesario que pase la aspiradora a los colchones, los muebles y las alfombras. Haga esto para evitar que los piojos regresen.
- No olvide limpiar el interior de su automóvil.

¿Cuándo debo llamar al médico o a la enfermera?

- Los cuidados domésticos no acaban con los piojos.
- Los piojos regresan.
- El niño tiene menos de 1 año y tiene piojos.

¿Qué más debo saber acerca de los piojos?

- Los piojos pueden aparecer aunque su niño esté limpio y bien cuidado.

- Si el niño tiene piojos, avise a la escuela para que se revise a los otros niños de la clase.
- Los piojos pueden vivir sin estar en contacto con el cabello por un corto tiempo. Limpie la casa a fondo y mantenga a los niños alejados de los piojos.
- El champú contra los piojos quizá no mate a todas las liendres. Por lo tanto, deberá quitarlas del cabello usted mismo. Use un peine de dientes finos.
- Revise la cabeza de todas las personas en la casa diariamente durante 7 días. Lave con un producto especial, si es necesario.
- Los niños pueden regresar a la escuela cuando se haya lavado el cabello con el champú especial y eliminado todas las liendres.
- No es necesario que use insecticidas para rociar los muebles ni la casa.
- Enseñe a los niños que no deben compartir artículos para el cabello con los demás. Entre ellos, sombreros, peines y cintas o pañuelos de cabeza.

Sarpullido causado por el calor

¿Qué es?

Pequeñas protuberancias en el cuello, la espalda, el pecho y los hombros. El sarpullido causado por el calor puede aparecer en cualquier parte del cuerpo.

¿El niño tiene alguno de estos síntomas?

- Pequeñas protuberancias rojas o rosadas en el cuello, la espalda y los hombros.

¿Qué puedo hacer en casa?

- Vista al bebé con prendas livianas.
- No use aceites ni cremas para la piel.
- Dé al bebé baños con agua fresca y sin jabón.
- Deje que la piel del bebé se seque con el aire.

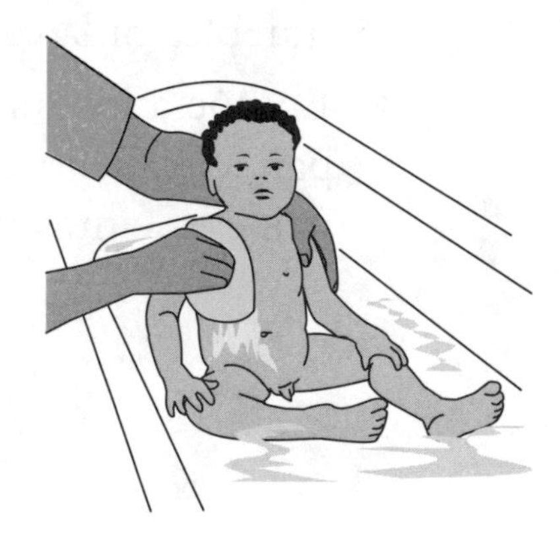

¿Cuándo debo llamar al médico o a la enfermera?

- El sarpullido empeora.
- Las manchas pueden aumentar su tamaño y ser acuosas.
- El sarpullido no mejora en 3 días.
- El niño tiene fiebre.

¿Qué más debo saber acerca del sarpullido causado por el calor?

- El sarpullido causado por el calor se llama también fiebre miliar.
- La mayoría de los casos ocurren en los lugares de clima cálido.
- Los niños pueden contraerlo en lugares de clima frío si están muy abrigados o si se les aplican cremas o aceites en la piel.

Urticaria (Prurigo)

¿Qué es?

Es una reacción alérgica a ciertos alimentos, picaduras de insectos u otros agentes que originan manchas rojizas o rosadas en la piel. Estas manchas pueden aparecer en un área pequeña de la piel o en todo el cuerpo.

¿El niño tiene alguno de estos síntomas?

- Manchas rojizas o rosadas inflamadas de diferentes tamaños y formas llamadas ronchas.
- El niño padece una comezón severa.
- Las manchas pueden aparecer y desaparecer.

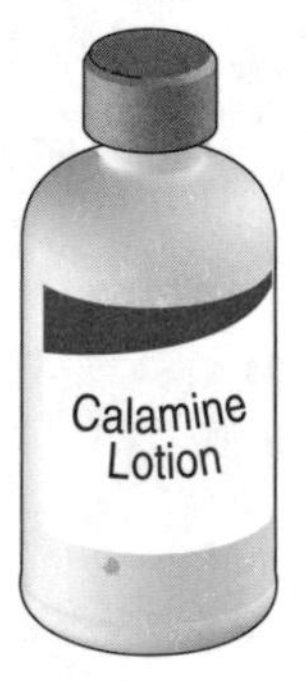

¿Qué puedo hacer en casa?

- Dé al niño baños con agua fresca.
- Aplíquele loción de calamina en las ronchas para calmar la comezón.
- Dele Benadril (no contiene alcohol) por boca. La cantidad depende del peso de su niño. Pregúntele a su médico o enfermera.
- Evite el contacto con aquello que produjo la urticaria. Trate de recordar qué hizo o comió el niño fuera de lo normal.

¿Cuándo debo llamar al médico o a la enfermera?

- El niño tiene dificultades para respirar o tragar. **Llame al 911.**
- Se le hincha la lengua.
- Tiene dolor de estómago, fiebre o dolores en las articulaciones.
- La urticaria dura más de 1 ó 2 días.

¿Qué más debo saber acerca de la urticaria?

- Los alimentos que, por lo general, causan prurigo son:
  - Huevos
  - Chocolate
  - Nueces
  - Fresas, frambuesas, moras, etc.
  - Leche
  - Mariscos
  - Queso
  - Trigo
- También lo pueden causar ciertas medicinas, picaduras de insectos o flores.
- Es posible que nunca descubra la causa de la urticaria del niño.

Impétigo (Úlceras infectadas)

¿Qué es?

Infección de la piel de fácil propagación.

¿El niño tiene alguno de estos síntomas?

- Úlceras rojizas en cualquier parte del cuerpo.
- Úlceras supuratorias que luego se ponen amarillentas y forman una costra.
- Se pueden contagiar de un lado al otro del cuerpo.

¿Qué puedo hacer en casa?

- Remoje las heridas en agua tibia jabonosa durante 15 a 20 minutos. Haga esto 2 ó 3 veces al día para que se caiga la costra.
- Use un jabón medicado como Betadine. Puede comprarlo en la farmacia. Seque las heridas dando palmaditas suaves.
- Aplique un ungüento medicinal como Neosporin en las heridas. Aplíquelo 2 ó 3 veces al día después de que se caiga la costra. Puede comprar Neosporin en la farmacia.
- Cubra las heridas con un vendaje limpio. No deje que el niño se toque ni se rasque las heridas.
- Para algunos casos de impétigo el médico debe recetar una medicina. Si esto sucede, asegúrese de administrar la medicina durante todo el tiempo que le indique el médico.

- Haga estas cosas para evitar el contagio de impétigo:
  - Lávese las manos con jabón después de tocar las heridas, la ropa o las toallas del niño.
  - Lávele las manos al niño perfectamente. Córtele las uñas muy cortas.
  - Trate de que no se meta los dedos en la nariz.
  - Mantenga la ropa, toallas y demás cosas del niño separadas de las de los demás. Lávelas con jabón y agua muy caliente.

¿Cuándo debo llamar al médico o a la enfermera?

- Sospecha que el niño tiene impétigo.
- Las úlceras se agrandan.
- Se extienden hacia otras partes del cuerpo.
- El niño tiene aspecto de enfermo.
- Tiene las articulaciones hinchadas o adoloridas, incluidos codos o rodillas.

¿Qué más debo saber acerca del impétigo (úlceras infectadas)?

- El impétigo se contagia fácilmente de una persona a otra. Esto sucede cuando se tocan las heridas o las cosas que han tocado las heridas.
- Los niños pueden ir a la escuela después de haber comenzado el tratamiento por más de 2 días, siempre y cuando se cubran todas las heridas.
- El impétigo puede hacer que el niño se sienta muy enfermo. Lleve al niño al doctor inmediatamente si aparecen más heridas o si se vuelven más grandes.
- El impétigo es muy malo para los recién nacidos. Láveles las manos muy bien antes de tocar a un bebé. No deje que los niños que tengan impétigo toquen al bebé ni las cosas de un bebé.

Hiedra o Encina Venenosa

¿Qué es?

Un sarpullido rojizo y abultado, causado al tocar una encina venenosa o hiedra venenosa. También puede aparecer al tocar algo que haya estado en contacto con estas plantas.

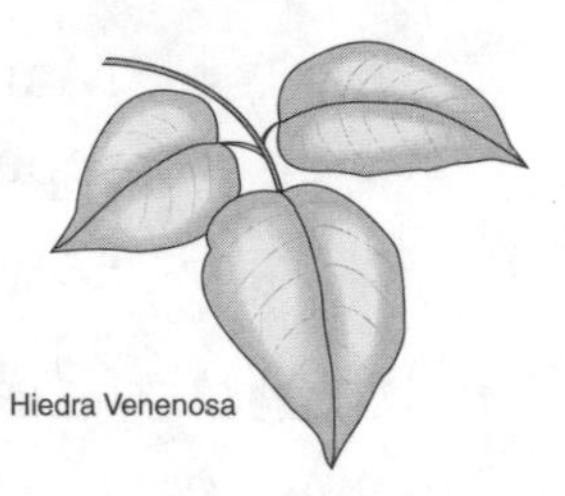

¿El niño tiene alguno de estos síntomas?

- Granitos rojizos
- Sarpullido que causa comezón
- El sarpullido aparece entre las 12 y las 48 horas posteriores al contacto con la planta.

¿Qué puedo hacer en casa?

- Haga lo siguiente si el niño entra en contacto con hiedra venenosa:
  - Deje correr mucha agua sobre la piel inmediatamente después del contacto.
  - Quítele la ropa.
  - Lave la piel con agua y jabón.
- Lave la ropa y demás artículos que hayan entrado en contacto con la planta usando jabón y agua muy caliente. Use guantes cuando toque esos artículos.
- Los animales domésticos pueden llevar rastros de hiedra venenosa en su pelo. Bañe a sus animales si cree que han entrado en contacto con hiedra o encina venenosa.
- Haga lo siguiente si su niño tiene una urticaria que produce comezón:

  - Dé al niño baños con agua fresca. Agregue Aveeno oatmeal bath o bicarbonato de sodio en el agua para aliviar la comezón. Puede comprarlos en la tienda.
  - Aplique loción de calamina en la zona con urticaria.
  - Puede hacer una pasta en casa para aliviar la urticaria. Mezcle 3 cucharaditas de bicarbonato de sodio con 1 cucharadita de agua y aplíquela sobre la urticaria.
- Haga lo siguiente si la urticaria supura un líquido amarillo transparente:
  - Disuelva 2 cucharaditas de bicarbonato de sodio en 4 tazas de agua.
  - Cubra la piel que tiene la urticaria con un paño mojado con la solución de bicarbonato de sodio. Haga esto por 10 minutos, 4 veces al día.
- Córtele las uñas al niño muy cortas. No deje que se rasque en la zona de la urticaria.
- Lávese bien las manos. No se toque la cara.
- Dele Benadril para detener la comenzón (lea la etiqueta para saber la dosis).

¿Cuándo debo llamar al médico o a la enfermera?

- Cuando el niño tenga fiebre o hinchazón de la cara o los ojos.
- Cuando el niño tenga hinchazón en la ingle, bajo los brazos o en los lados del cuello.
- Cuando el niño tenga tanta comezón que no pueda dormir.
- Cuando el niño tenga pus (un líquido espeso de color blanco, amarillo o verde) o enrojecimiento en la zona de la urticaria

¿Qué más debo saber acerca de la hiedra o encina venenosa?

- Muestre al niño el aspecto que tienen la encina venenosa y la hiedra venenosa. Enséñele que no debe tocarlas.
- El sarpullido puede durar entre 2 y 3 semanas.

Tiña

¿Qué es?

La tiña es una infección de la piel, del cuero cabelludo y de los pies.

¿Qué veo?

- Manchas rosada y redondas.
- El centro se pone más claro cuando la mancha crece.
- Un borde levantado, áspero y escamosa.
- El tamaño es de 1/2 a 1 pulgada
- Se puede agrandar si no se trata
- Puede dar comezón

¿Qué puedo hacer en casa?

- Usar una crema contra el hongo por lo menos 2 veces al día. Se puede comprar en la farmacia. Pídale al farmacéutico una crema contra el hongo o crema "antifungal"
- Aplique la crema en toda la erupción y al menos una pulgada alrededor de la erupción.
- Aplique la crema en le área de la erupción por lo menos 7 días, aunque haya desaparecido.
- Puede llevar hasta 4 semanas quitar la erupción.

¿Cuándo llamo al médico o enfermera?

- Si sale pus de la erupción.
- Si hay más de tres manchas presentes.
- Si la tiña continúa esparciéndose luego de una semana de tratamiento.
- Si la tiña no se ha aclarado en cuatro semanas.
- Si su hijo tiene tiña en el cuero cabelludo.

¿Qué más debo saber sobre la tiña?

- La tiña de la piel se puede contagiar de un niño a otro si hay un contacto directo de la piel. Luego de 48 horas de tratamiento no se puede contagiar la tiña a otra persona.
- Se debe cubrir la tiña de la piel. La tiña en el cuero cabelludo no debe cubrirse.
- Si se cubre la tiña, los niños no tendrán que faltar a la escuela.
- No permita que otras personas compartan la ropa, los sombreros, los peines, los cepillos u otros artículos personales.
- El lavado de manos frecuente detendrá el contagio de la tiña.
- Mantenga las uñas de su hijo bien cortas para detener el contagio de la tiña.

Sarna

¿Qué es?

Sarpullido que da comezón y es causado por pequeños insectos.

¿El niño tiene alguno de estos síntomas?

- Pequeños granitos rosados que aparecen en línea por el cuerpo.
- Comezón intensa que empeora por la noche.
- El sarpullido aparece a menudo en los dedos, muñecas, axilas, cintura y partes genitales. Puede estar en cualquier parte del cuerpo.
- Los bebés pueden tener sarpullido en la planta de los pies o en la palma de las manos.
- Usted no podrá ver los insectos porque son muy pequeños.

¿Qué puedo hacer en casa?

- Aplique la medicina dermatológica que le indique el médico por todo el cuerpo.
- Es probable que el médico le recete la medicina a toda la familia.
- Lave toda la ropa, sábanas y toallas con agua caliente.

¿Cuándo debo llamar al médico o a la enfermera?

- Cree que el niño tiene sarna. Necesitará la receta de una medicina dermatológica.

¿Qué más debo saber acerca de la sarna?

- El sarpullido puede durar entre 1 y 2 semanas después de comenzar el tratamiento con la medicina.
- Estos insectos pequeños pasan de una persona a otra por proximidad. También pueden moverse de una parte a la otra del cuerpo.
- No se ven a simple vista.
- La sarna puede afectar a cualquiera. No es una indicación de falta de higiene.

Quemaduras de sol

¿Qué es?

Quemadura en la piel causada por el sol.

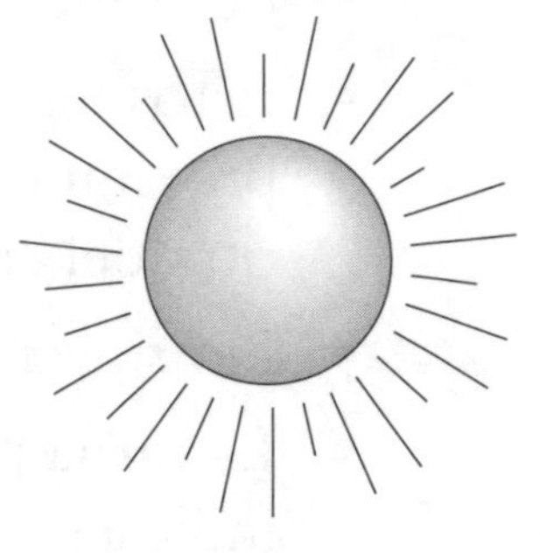

¿El niño tiene alguno de estos síntomas?

- La piel se pone rosada o rojiza por una quemadura de 1er grado.
- Presenta ampollas causadas por una quemadura de 2° grado.
- La piel está hinchada y dolorida.

¿Qué puedo hacer en casa?

- Dé al niño baños con agua fresca.
- Cubra la quemadura con un paño o una toalla humedecida con agua fría.
- Dele Tylenol para calmar el dolor. Lea la etiqueta para averiguar la dosis.
- El gel de áloe vera (sábila) calma el dolor.
- No use mantequilla, ungüentos ni ninguna otra loción para la piel, por ejemplo benzocaína, sobre la quemadura.
- Dele más agua u otros líquidos.
- No pase jabón por la piel del niño durante algunos días.
- Vístalo con prendas livianas y frescas.

- No abra las ampollas. Se pueden infectar. Si una ampolla se rompe, lávela con jabón neutro y agua. Deje que se seque con el aire.

¿Cuándo debo llamar al médico o a la enfermera?

- El niño tiene fiebre.
- Le molesta la luz.
- Está muy adolorido.
- Tiene ampollas en la piel.

¿Qué puedo hacer para evitar las quemaduras de sol?

- Si el bebé tiene menos de 6 meses, póngalo a la sombra. Protéjalo con un sombrero, prendas de mangas largas y pantalones.
- No use protectores solares en bebés de menos de 6 meses.
- Nunca exponga a los bebés al sol directo.
- Si el niño tiene más de 6 meses, use un protector solar con factor de protección (SPF) de 30 o superior, hasta en días nublados. Aplíquele el protector por lo menos 30 minutos antes de salir al sol. Lea la etiqueta y siga las instrucciones.

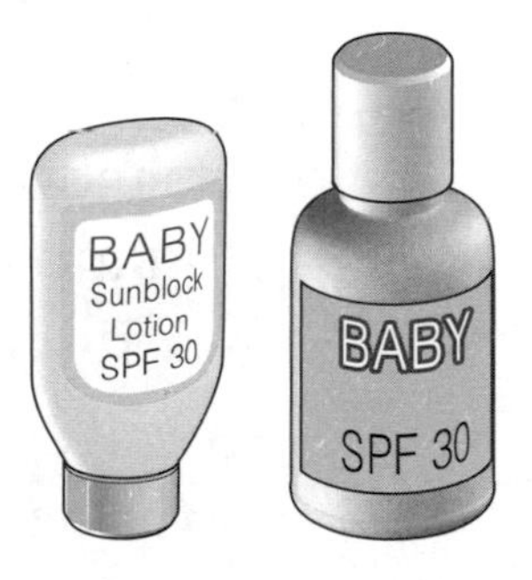

- Asegúrese de aplicarle protector solar en las orejas y en los empeines.
- Debe aplicar un protector de sol en la cabeza de los niños que tengan poco pelo si no les ha puesto un sombrero.
- Repita la aplicación después de que el niño nade o sude.
- Para evitar que el pequeño se coma el protector solar, evite los labios, la boca y las manos. Si el protector entra en contacto con las manos o la boca del bebé, láveselas.

- Su bebé puede tener quemaduras de sol en los ojos. Debe usar anteojos para sol y un sombrero que le proteja la cara. Los anteojos deben proporcionarle una protección contra rayos UV del 100%.

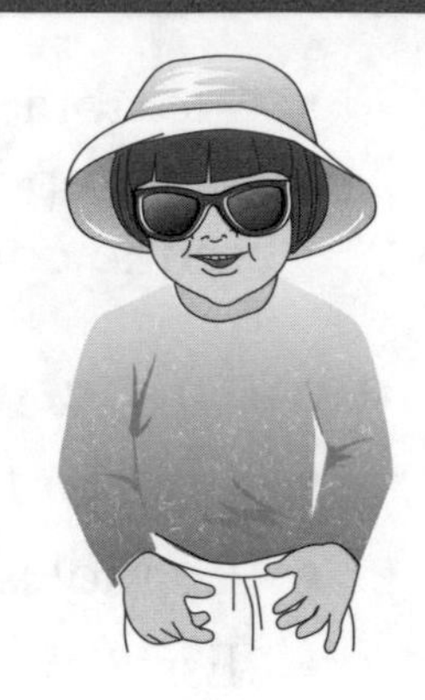

¿Qué más debo saber acerca de las quemaduras de sol?

- Las quemaduras de sol son malas para la piel. Pueden causar cáncer.
- Algunos niños pueden quemarse severamente con el sol en sólo 15 minutos. Asegúrese de que usen protector solar cuando estén al aire libre.

Las quemaduras por sol también pueden producirse:

- Dentro del automóvil. Use protección en las ventanillas para resguardar al niño del sol.
- Cuando el día está nublado. Las nubes no lo protegen. El niño debe usar protector solar y un sombrero cada vez que salga.
- A través de prendas livianas y finas. Aplique protector solar debajo de la camiseta y de los pantalones.
- A través de la ropa húmeda.
- El agua aumenta el efecto del sol. Mientras juega en el agua pueden producirse quemaduras de sol severas. Aplique protector solar con frecuencia. No permita que el niño juegue en el agua al sol.
- Enséñele que debe aplicarse protector solar toda vez que esté al aire libre.

Qué hacer cuando su niño se lastima

11

Notas

Mordeduras por animales o seres humanos

¿Qué son?

Mordeduras de una persona o un animal, por ejemplo perros, gatos, ratas y otros.

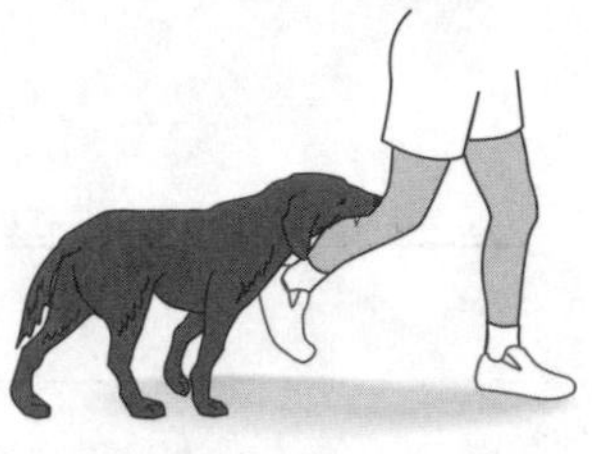

¿El niño tiene alguno de estos síntomas?

- Tiene marcas de dientes en la piel.
- Puede estar rasgada y sangrar.
- El área está caliente y enrojecida. Puede supurar pus.

¿Qué puedo hacer en casa?

- Si hay hemorragia, presione el área con un paño limpio.
- Lave la piel con jabón y agua tibia.
- Cubra la herida con una curita (Band-Aid) o venda.
- Investigue si el animal que mordió al niño está vacunado contra la rabia.

¿Cuándo debo llamar al médico o a la enfermera?

- La mordedura desgarró la piel.
- Es de un animal salvaje.
- Es de una mascota (animal doméstico) que quizás no esté vacunada contra la rabia.
- El animal tiene un comportamiento extraño.
- El animal tiene espuma en la boca.

- El niño presenta signos de infección como fiebre, enrojecimiento, dolor o hinchazón.

¿Qué más debo saber acerca de las mordeduras?

- Todas las mascotas (animales domésticos) deben estar vacunadas contra la rabia.
- Enseñe al niño que no debe tocar animales que no conoce.
- Enséñele a mantenerse alejado de los animales que estén comiendo.

Hemorragia

¿Qué es?

Sangrado rápido o sangrado que no se detiene fácilmente.

¿El niño tiene alguno de estos síntomas?

- Sale sangre de color rojo intenso de una herida en la piel.
- El niño parece débil.
- El niño no sabe dónde está.
- Entra en un sueño profundo (desmayo o pérdida del conocimiento).

¿Qué puedo hacer en casa?

- El niño debe recostarse.

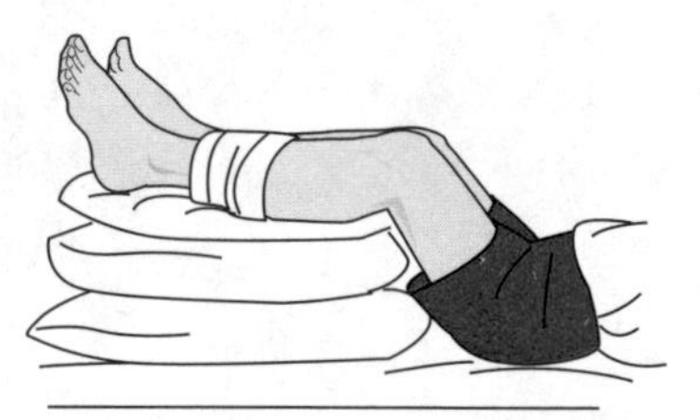

- Coloque el área que sangra por encima del nivel del corazón.
- Mantenga al niño abrigado, que no pase frío.

- Quite de la herida todo lo que se pueda eliminar fácilmente. No intente quitar nada que esté muy profundo y difícil de remover.
- Tampoco trate de cortar nada.
- Coloque un paño limpio sobre el área de la hemorragia. Presione con fuerza.
- Si el paño se empapa, aplique otro encima del primero sin quitar el primero. Siga presionando firmemente, pero evite causar dolor.
- Siga presionando firmemente, pero evite causar dolor.
- Si hay un hueso u otro objeto saliendo en la herida, presione alrededor. No presione el objeto.
- Si la hemorragia no se detiene, apriete el punto de presión entre el corazón y la parte que está sangrando. Haga esto en el punto de presión más cercano al lugar que está sangrando.

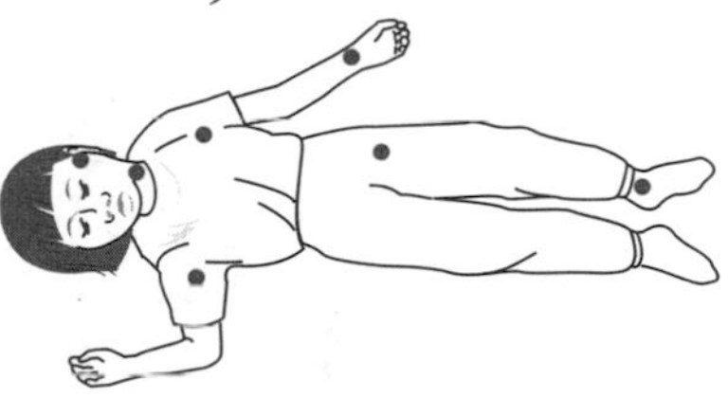

¿Cuándo debo llamar al médico o a la enfermera?

- **Llame al 911** si hay hemorragia y no puede detenerla.
- Hay un hueso u otro objeto saliendo en la herida.
- No puede detener la hemorragia haciendo presión en el área.

¿Qué más debo saber acerca de la hemorragia?

- El niño puede perder mucha sangre a causa de la hemorragia. Esto se llama "shock." **Llame al 911 si el niño presenta signos de "shock."**

- **Son signos de "shock":**
  - Los puntos negros en el centro de los ojos (pupilas) se agrandan.
  - La piel está fría y húmeda.
  - El pulso (latido) es rápido y débil.
  - Respiración agitada.
  - El niño tiene el estómago revuelto (náusea).
  - Devuelve (vomita).
  - Tiene sed (**no le dé nada de beber**).
  - No sabe dónde está (está confundido).
  - Está débil.
  - Entra en un sueño profundo del que no se le puede despertar.

Fracturas

¿Qué son?

Quebraduras o roturas de un hueso. Son causadas por una caída o un accidente.

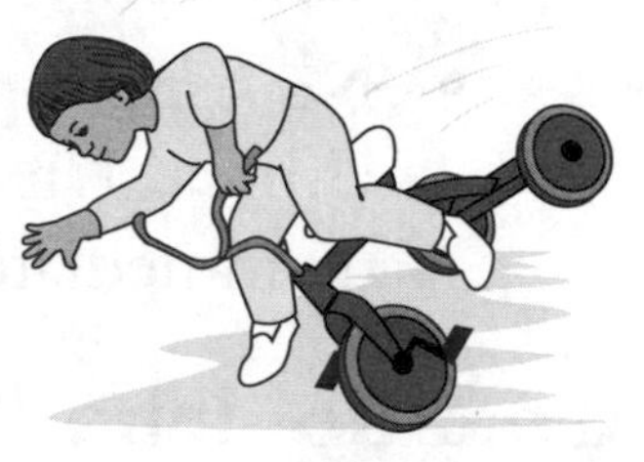

¿El niño tiene alguno de estos síntomas?

- Tiene mucho dolor.
- El área alrededor del hueso se hincha.
- El niño se niega a usar la pierna o el brazo.
- A través de la piel, el hueso parece estar doblado.
- Si la piel está rasgada, se puede ver el hueso.
- Es posible que escuche el sonido que produce el hueso en el momento de la caída.

¿Qué puedo hacer en casa?

- Entablille el brazo o la pierna fracturada. Para hacerlo, use cualquier objeto que pueda atar a una parte del cuerpo a fin de inmovilizarla. Puede usar un periódico, una revista enrollada o una varilla.

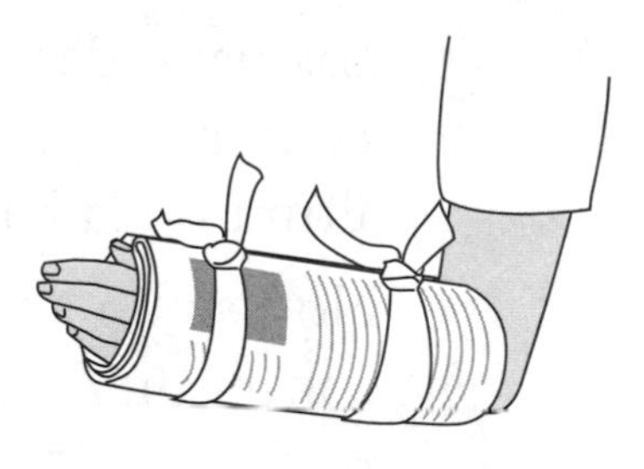

- No lo apriete demasiado para permitir el paso de la sangre al área.

- Si cree que el niño tiene un hueso de la pierna fracturado, no permita que camine apoyándose en él.
- El hielo ayuda a disminuir el dolor y la hinchazón. No aplique el hielo directamente en la piel. Envuélvalo en una toalla y aplíquelo por 5 minutos o menos a la vez.
- No le dé nada de comer ni beber hasta haber visitado al médico.
- **No espere para llevar al niño al médico ni a la clínica.** Un hueso fracturado debe ser revisado de inmediato.

¿Cuándo debo llamar al médico o a la enfermera?

- Usted cree que el niño tiene un hueso fracturado.

¿Qué puedo hacer para evitar las fracturas?

- Nunca deje solo a un niño pequeño en un lugar elevado, ni siquiera por algunos segundos. Esto incluye sofás, cambiadores o carritos de compras. El niño puede sufrir una caída seria.

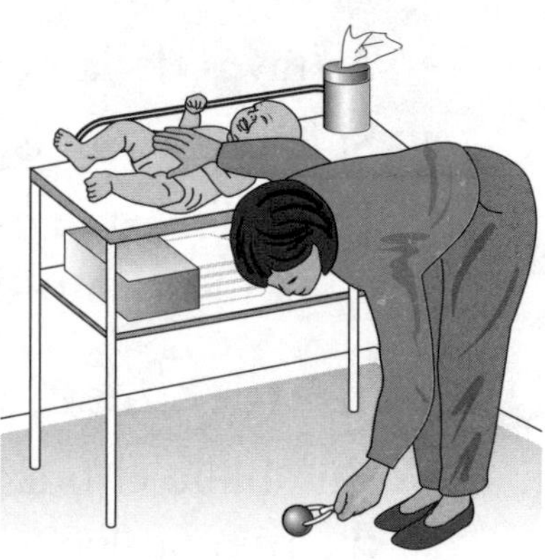

- Las barandas de la cuna siempre deben llegar a la altura de la barbilla del bebé.
- No use un andador. El bebé puede caerse o chocar contra una puerta de seguridad.
- Ponga cerraduras de seguridad en todas las ventanas. El niño puede abrir una ventana y caer.

¿Qué debo saber sobre las torceduras?

- Es probable que el médico le diga que el niño tiene una torcedura y no una fractura. No es tan serio como una fractura, pero puede causarle gran dolor.
- El hielo ayuda a disminuir el dolor y la hinchazón. Envuelva el hielo en un paño y aplíquelo sobre la torcedura por 5 minutos o menos a la vez.
- Haga descansar la parte afectada en una almohada sobre el nivel del cuerpo. No permita que el niño use la parte afectada.
- Dele Tylenol para calmar el dolor. Lea la etiqueta para saber la dosis.
- Es probable que el médico le indique usar una almohadilla térmica o una toalla empapada en agua tibia sobre la torcedura después de las primeras 24 horas.
- Llame al médico o a la enfermera si la torcedura no mejora dentro de los 3 ó 4 días.

Contusiones (moretones)

¿Qué son?

Marcas oscuras sobre la piel causadas por hemorragias subcutáneas. Las contusiones aparecen cuando el niño se cae o se lastima. Tardan aproximadamente dos semanas en desaparecer.

¿El niño tiene alguno de estos síntomas?

- La piel tiene una marca de color negro, café, azul, púrpura, verde o amarillo.
- Es probable que, al principio, la piel enrojezca.
- Quizas verá o palpará un golpe.

¿Qué puedo hacer en casa?

- Puede usar hielo para las contusiones de gran tamaño. Envuelva el hielo en un paño. Aplíquelo por 5 minutos o menos a la vez.
- Después de las 24 ó 48 horas, puede usar calor con una almohadilla térmica o una toalla empapada en agua tibia.

¿Cuándo debo llamar al médico o a la enfermera?

- El niño tiene contusiones y no se ha caído ni se ha lastimado.
- Cree que hay un hueso fracturado.
- Tiene demasiados moretones.

Picaduras de insectos

¿Qué son?

Mordidas de insecto que causan dolor o comezón. El insecto puede ser una abeja, garrapata, pulga, hormiga, mosca, araña, avispa, mosquito u otros.

¿El niño tiene alguno de estos síntomas?

- El área se hincha (inflama)
- Enrojecimiento
- Todo el cuerpo del niño se hincha y enrojece
- Respira con dificultad.

¿Qué puedo hacer en casa?

- Puede haber quedado un aguijón en la piel. Quítelo suavemente con la uña. Trate de no romper el aguijón.
- Envuelva hielo en un paño. Aplíquelo sobre la picadura por 5 minutos o menos a la vez.
- Mezcle bicarbonato de sodio y agua hasta formar una pasta. Si el niño está adolorido, aplique esta pasta en el área.
- Aplique loción de calamina para calmar la comezón.
- Corte las uñas del niño. Manténgalas limpias para que no pueda lastimarse si se rasca.

¿Cuándo debo llamar al médico o a la enfermera?

- **Llame al 911** si el niño tiene problemas para respirar o si se le hincha la cara. Es una emergencia.
- Al niño le aparece un sarpullido en todo el cuerpo. Tiene comezón o hinchazón después de haber sido picado. Esto puede ser una reacción alérgica.
- Hay signos de infección como hinchazón, supuración de pus amarillo por la herida o fiebre. Esto puede aparecer después/posteriormente.
- El niño tiene mucho dolor y aspecto de enfermo.
- Tiene menos de 3 meses y le pica un insecto.

¿Qué más debo saber acerca de las picaduras de insectos?

- Haga que el niño se ponga pantalones y una camisa de manga larga para que no le piquen los insectos.
- No use perfumes ni ninguna otra loción de olor dulce cuando esté al aire libre.
- Aplique repelente contra insectos. Lea la etiqueta y siga las instrucciones. Evite el contacto del repelente con la cara.
- Enseñe al niño que debe permanecer alejado de los panales de abejas y demás lugares donde haya insectos.
- Investigue en dónde se encuentran los insectos. Diga al niño que se mantenga alejado de perros o gatos que tengan pulgas y que no visite las casas de sus amigos que tengan insectos.
- No salga al atardecer.

Hematoma (chichón) en la cabeza

¿Qué es?

El niño se cae o se golpea la cabeza.

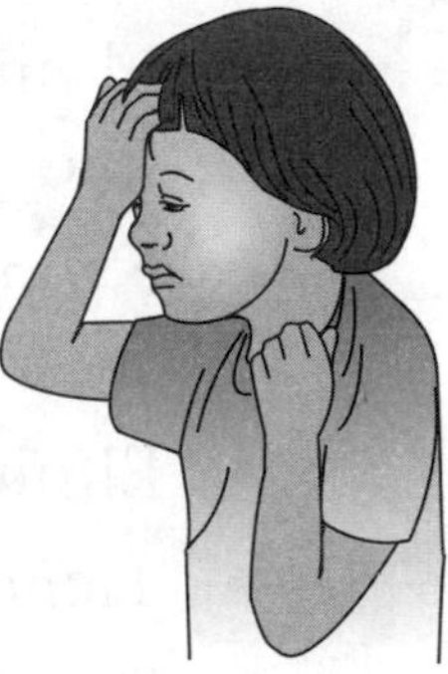

¿El niño tiene alguno de estos síntomas?

- Tiene una protuberancia de dimensiones considerables en la cabeza.
- Tiene una cortada en la cabeza que sangra.
- Tiene convulsiones.
- Se desvanece (pierde el conocimiento) por unos instantes.
- Devuelve (vomita).
- Está confundido.

¿Qué puedo hacer en casa?

- Si tiene hemorragia, sostenga una toalla firmemente en el área afectada entre 10 y 15 minutos.
- Coloque una bolsa de hielo sobre el chichón. También puede envolver un poco de hielo en un paño.
- Si el chichón que se formó es pequeño, el niño volverá a jugar después de llorar unos instantes. En este caso, ocúpese del chichón cuando regrese a casa. Preste atención a cualquier anormalidad. Si tiene dudas, llame de inmediato al médico.

- Despierte al niño cada 2 horas durante las primeras 24 horas. Fíjese si se producen cambios en los ojos. Preste atención a cualquier signo de debilidad en alguna parte del cuerpo. Verifique que no vomite. Pregunte a su niño varias cosas que deba saber.

¿Cuándo debo llamar al médico o a la enfermera?

- El niño se desvaneció después de la caída. Quizás sea sólo por un instante.
- No puede detener la hemorragia de una cortada en la cabeza.
- El niño llora por más de 10 minutos sin cesar.
- Tiene convulsiones.
- Se adormece. Es difícil hacer que se despierte.
- No reconoce las cosas con tanta claridad como antes.
- No camina ni habla como antes.
- Tiene los ojos diferentes. Pueden estar bizcos o haber cambiado el tamaño de las pupilas.
- Sale sangre o agua por los oídos o por la nariz.
- Vomita en grandes cantidades o más de una vez.
- Parece confundido.

¿Qué puedo hacer para evitar lesiones en la cabeza?

- El niño siempre debe usar un casco para practicar ciertos deportes. Esto incluye andar en bicicleta, patines y patineta o monopatín. El casco debe cubrir la parte superior de la frente.

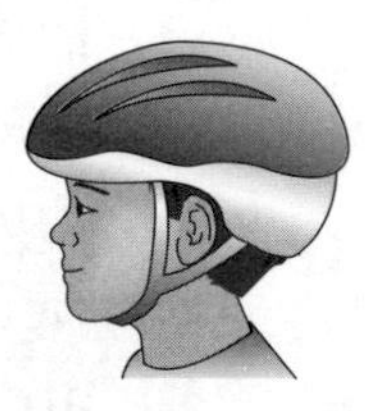

- Lleve al niño en el asiento trasero del automóvil. Es el lugar más seguro. El niño debe ir siempre en un asiento para niños o usar el cinturón de seguridad.
- Si el asiento del acompañante tiene bolsas de aire, **nunca** lleve al niño en el asiento delantero.
- El asiento del niño dependerá de la edad y el peso del niño.
  - Coloque a los niños de hasta 20 libras (9 kilos) en un asiento para bebés en dirección hacia la parte trasera del automóvil. El asiento debe estar inclinado hacia atrás.

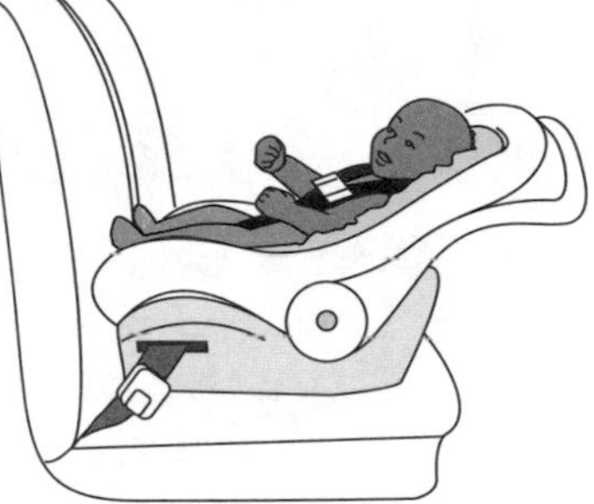

  - Coloque a los niños de más de 20 libras (9 kilos) **y un año de edad** en un asiento para niños en dirección hacia la parte delantera del automóvil.
  - Existen leyes estatales quc establecen cuándo debe poner a un niño en un asiento tipo booster. Pregunte a su doctor o enfermera.
- Nunca deje a un niño solo en un lugar elevado de donde pueda caerse.
- Las barandas de la cuna siempre deben llegar a la altura de la barbilla del bebé.
- Coloque una barrera para impedir que el niño tenga acceso a las escaleras.

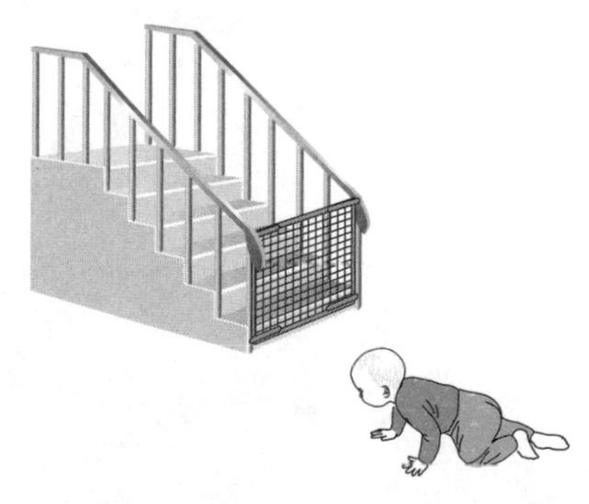

- Cierre con llave todas las puertas que conducen a las escaleras.
- Nunca sacude ni golpee al bebé. El cráneo de su bebé es muy blando y esto puede herirlo y llegar a matarlo.

Quemaduras

¿Qué son?

Lesiones en la piel causadas por calor, líquidos calientes, vapor, gas, descarga eléctrica, productos químicos o radiación. Hay tres tipos de quemaduras:

- 1er grado—Está quemada la epidermis.
- 2do grado—Está quemada la dermis.
- 3er grado—Las quemaduras son muy profundas.

¿El niño tiene alguno de estos síntomas?

- La piel puede estar enrojecida, caliente al tacto y dolorida.
- La piel podría ponerse color blanco, café o negro en lugar de rojo.
- Hinchazón.
- La piel tiene ampollas.

¿Qué puedo hacer en casa?

- Puede usar agua a menos que el fuego haya sido causado por grasa.
- En ese caso, use bicarbonato de sodio o un extinguidor de fuego.
- Si las prendas están en llamas, el niño entrará en pánico y correrá. Usted debe:

- Tomarlo con rapidez. Hacerlo rodar por el suelo para apagar el fuego.
- Cubrirlo con una manta, abrigo o alfombra para apagar el fuego.
- Moje con agua fría la zona quemada inmediatamente. Esto evitará que el ardor aumente. También aliviará el dolor.
- No aplique hielo sobre la piel.
- Quite la ropa quemada, a menos que esté adherida a la piel.
- Si la piel supura, cúbrala con un paño limpio.
- Si está seca, cúbrala con un paño limpio y humedecido con agua fresca.
- No aplique mantequilla, grasa ni talco en la quemadura.
- Dele Tylenol para aliviar el dolor. Lea la etiqueta para saber la dosis.
- No abra las ampollas. Si eso ocurre, lávelas con agua y jabón. Cúbralas con un paño limpio.

¿Cuándo debo llamar al médico o a la enfermera?

- La quemadura es más grande que la mano del niño.
- La piel tiene ampollas.
- La quemadura está en la cara, manos, pies, partes genitales o en una articulación, por ejemplo la rodilla.
- Usted cree que la quemadura es grave.
- La piel quemada está de color blanco, café o negro.
- Hay signos de infección como hinchazón, pus o fiebre.
- La quemadura no mejora después de 3 días.

¿Qué puedo hacer para evitar quemaduras?

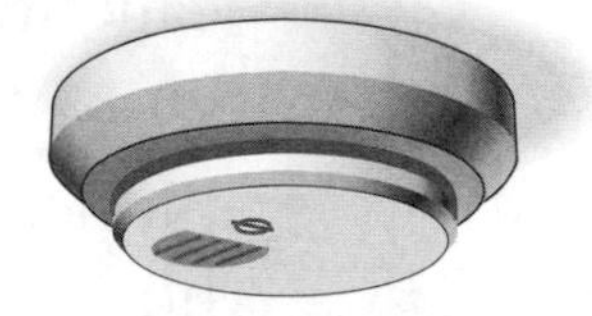

- Coloque detectores de humo en todos los dormitorios y en el corredor. Cambie las baterías cada 4 ó 6 meses.
- Tenga un extinguidor de incendio. Aprenda a usarlo.

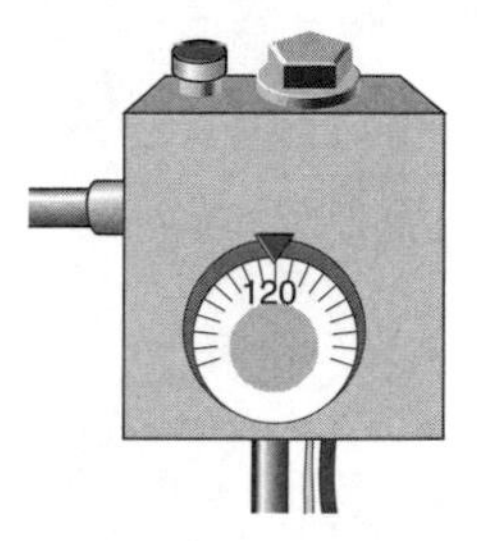

- Enseñe a los niños a detenerse, tirarse al piso y rodar si se incendia su ropa.
- Ponga el calentador de agua a 120°F (49°C). Esto evitará las escaldaduras causadas por agua muy caliente que sale de la llave.

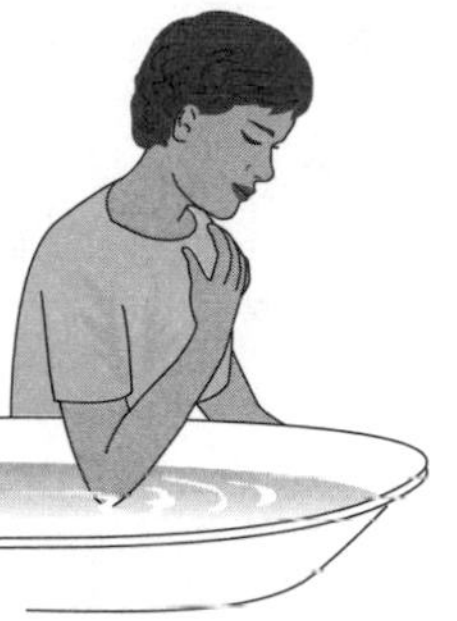

- Siempre pruebe el agua del baño con el codo. Asegúrese de que esté a la temperatura adecuada para el niño.
- Mantenga a los niños alejados de la estufa, las planchas y las tenacillas para rizar el cabello. Apague y desconecte esos aparatos cuando no los esté usando.
- Mantenga los fósforos, encendedores y otros objetos que queman fuera del alcance de los niños.

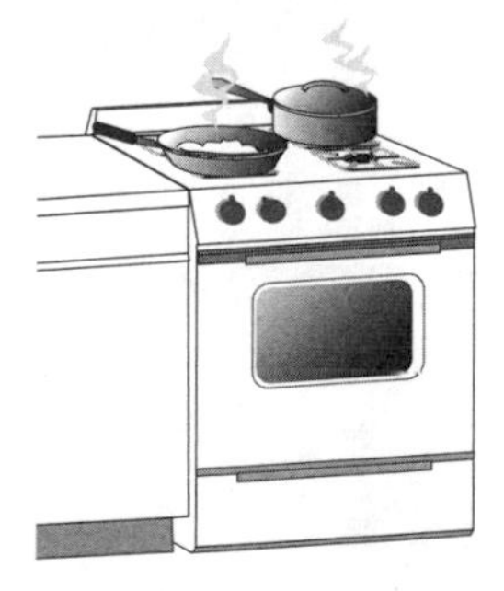

- Enséñeles que no deben jugar con fósforos ni otros objetos que puedan provocar un incendio.
- Enséñeles qué hacer en caso de incendio.
- A los niños les gusta estirarse y agarrar cosas. No deje las manijas de las ollas al alcance de los niños.

- Nunca sostenga al niño mientras bebe un líquido caliente, por ejemplo café o mientras cocina en la estufa.
- Nunca caliente el biberón o los alimentos del niño en un horno de microondas. Algunas partes pueden estar muy calientes y causar quemaduras al niño.

Resucitación cardiopulmonar (CPR)

¿Qué es?

Es lo que debe hacer cuando un bebé o niño sufre un paro cardiorespiratorio. Esto puede suceder porque el niño se ahogó, recibió una descarga eléctrica o se asfixió. La resucitación cardiopulmonar (CPR) proporciona aire al niño y mantiene la circulación de sangre en el cuerpo. Muchas personas les han salvado la vida a sus niños al saber cómo hacer la resucitación cardiopulmonar.

Para aprender a hacer CPR, respiración boca a boca, o ayudar a un niño que está asfixiado, debe tomar un curso de primeros auxilios. Estos cursos son ofrecidos por la Cruz Roja Americana, la Asociación Americana del Corazón o el hospital local. Llame a cualquiera de estas instituciones para informarse acerca de los mismos.

Este libro le dice cómo proceder en caso de emergencia. Para hacerlo correctamente, debe tomar una clase. En la clase podrá practicar con un muñeco.

¿El niño tiene alguno de estos síntomas?

- La piel del niño está pálida o amoratada.
- No se le mueve el pecho.
- El niño no se mueve. Parece estar sumido en un sueño profundo.

¿Qué puedo hacer por un bebé (menor de 1 año)?

1. Trate de despertarlo. Si no se despierta, grite pidiendo ayuda. Pida a alguien que **llame al 911.**
2. Coloque al niño sobre una superficie dura, por ejemplo el suelo o una mesa. Póngalo de espaldas.

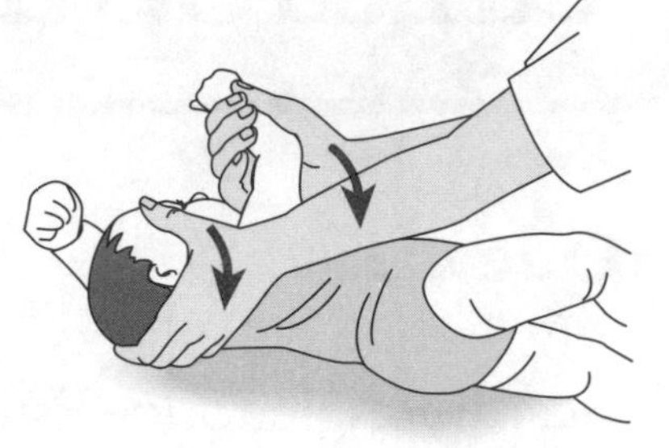

3. Incline la cabeza del bebé hacia atrás elevando la barbilla con una mano y empujando la frente hacia atrás con la otra. No cierre la boca del bebé.

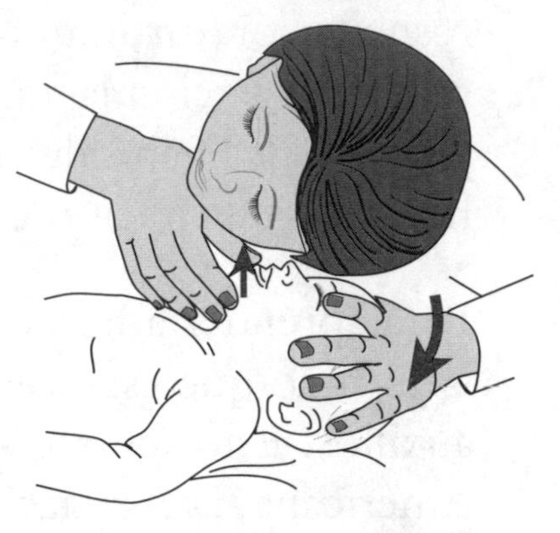

4. Fíjese si el pecho del bebé se mueve. Verifique que haya sonido de respiración. Ponga su oido junto a la boca del bebé y fíjese si siente aire en la oido.
5. Si el bebé no está respirando, hágale respiración boca a boca. Abra su boca y aspire. Cubra la nariz y la boca del bebé con su boca, sellando el área completamente.

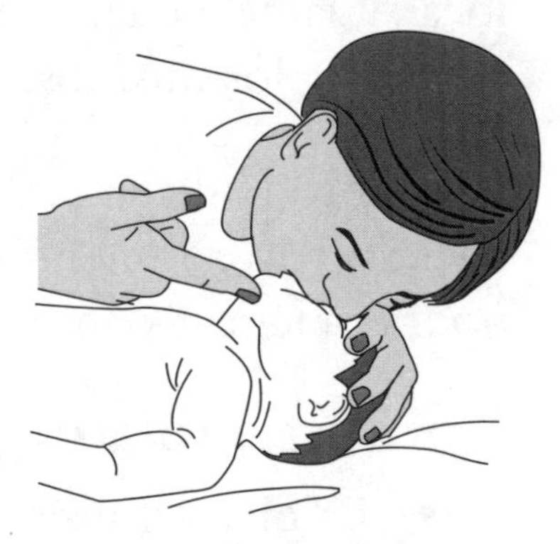

6. Exhale lentamente 2 veces en la nariz y la boca del bebé. Las exhalaciones deben durar un segundo. Entre una y otra, tome aire. Fíjese si el pecho del bebé comienza a moverse. Mantenga la cabeza del bebé inclinada hacia atrás y con la boca abierta.

7. Si no logra que el pecho recupere el ritmo normal la primera vez que exhala en la nariz y en la boca del bebé, vuelva a intentarlo. Si al hacerlo por segunda vez el pecho no se mueve, siga las instrucciones de la página 62 para ver qué hacer si el bebé se asfixia

8. Verifique que el corazón del bebé siga latiendo tomándole el pulso. Coloque 2 ó 3 dedos en la parte superior interna del brazo del bebé, entre el codo y el hombro. Presione suavemente con los dedos para tomarle el pulso.

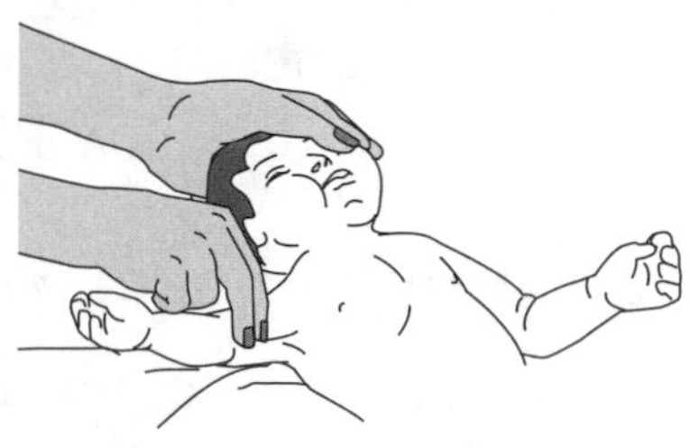

9. Si no hay pulso, coloque 2 ó 3 dedos, 1 dedo por debajo de la mitad de una línea imaginaria que se dibuja entre las tetillas del bebé.

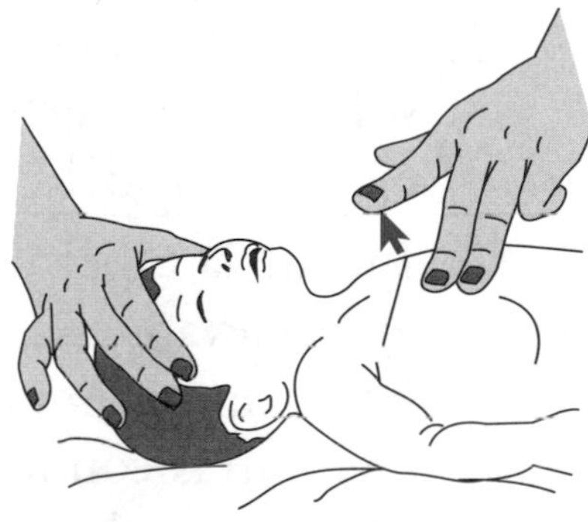

10. Dele al bebé respiración boca a boca 2 veces, luego presione su pecho 30 veces, al ritmo de 100 presiones por minuto. Presione hundiendo el pecho del bebé entre ½ y 1 pulgada (entre 1 y 2.5 centímetros). Dele al bebé por lo menos 6 respiraciones por minuto y presione 100 veces por minuto. Cuente para poder seguir este ritmo.

11. Luego de realizar CPR por 2 minutos, vuelva a tomar el pulso del bebé. Si lo siente, ya no presione el pecho. Verifique que esté respirando poniendo su oido junto a la boca del bebé.

12. Si no hay pulso, continue a presionar el pecho. Si hay pulso, pero no hay respiración, continue con la respiración boca a boca.
13. No interrumpa CPR hasta que el bebé esté bien o alguien se haga cargo de la situación. Si nadie viene en su ayuda despues de darle al bebé 2 respiracions con 5 presiones al pecho, en total 5 veces, **llame al 911**, luego continue con CPR.

¿Qué puedo hacer por un niño (mayor de 1 año)?

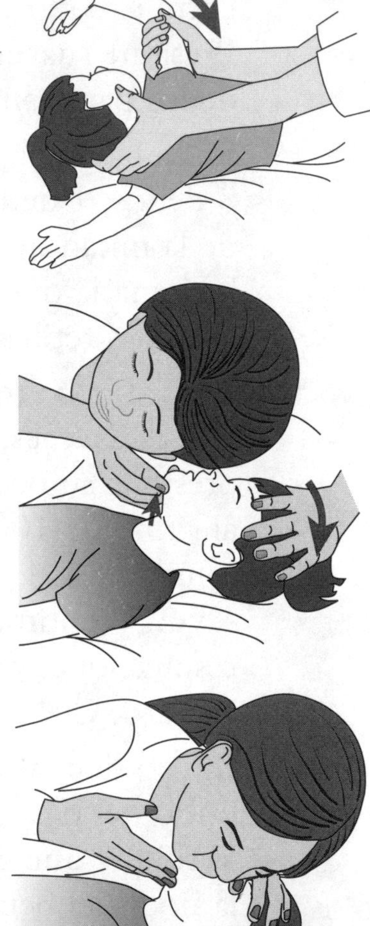

1. Trate de despertarlo. Si no se despierta, grite pidiendo ayuda y solicite que **llamen al 911.**
2. Coloque al niño de espaldas sobre una superficie dura, por ejemplo el suelo.
3. Incline la cabeza del niño hacia atrás elevando la barbilla con una mano y empujando la frente hacia atrás con la otra. Manténgale la boca abierta.
4. Fíjese si el pecho del niño se mueve. Verifique que haya sonido de respiración. Ponga su oido junto a la boca del niño y fíjese si siente aire en la oido.
5. Si el niño no está respirando, empieze respiración boca a boca. Pellizque la nariz para mantenerla cerrada con el

pulgar y el índice, siempre con la cabeza echada hacia atrás. Abra bien la boca y aspire profundamente. Cubra la boca del niño con su boca, sellando el area completamente. Exhle lentamente 2 veces en la boca del niño. Las exhalaciones deben durar 1 segundo. Entre una y otra, tome, su propio aire.

6. Fíjese si el pecho del niño se mueve. Mantenga la cabeza del niño inclinada hacia atrás y con la boca abierta.
7. Si no logra que el pecho recupere el ritmo normal la primera vez que exhala en la boca del niño, vuelva a intentarlo. Si al hacerlo por segunda vez el pecho no se mueve, siga las instrucciones de la página 62 para ver qué hacer si el niño se asfixia.
8. Verifique que el corazón del niño esté latiendo tomándole el pulso en el lado del cuello. Toque el huesito que sobresale en la parte delantera del cuello (nuez de la garganta) justo debajo de la barbilla. Luego mueva los dedos hacia el lado del cuello. Presione suavemente con los dedos para tomar el pulso.
9. Si no hay pulso, comience a presionar el pecho. Coloque el talon de la mano sobre la mitad inferior del esternón. Presione hundiendo el pehco del niño entre una tercera parte hasta la mitad de hondo del pecho.

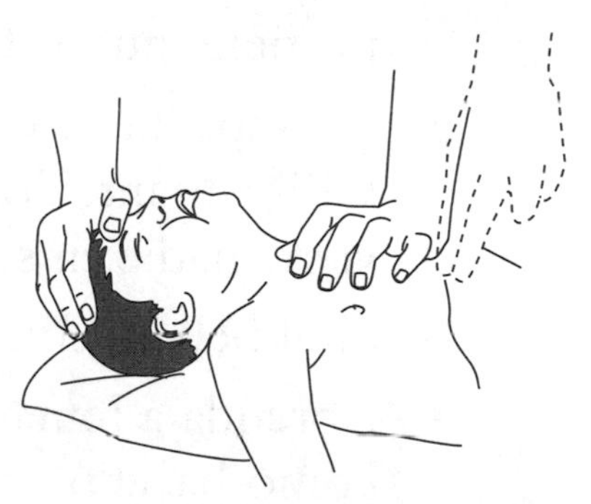

10. Presione 30 veces y luego haga respiración boca a boca 2 veces. Dele por lo menos 6 respiraciones cada minuto y presione 100 veces por minuto. Cuente para poder seguir este ritmo.
11. Luego de realizar CPR durante 2 minutos, vuelva a tomar el pulso del niño. Si lo siente, pare de presionar el pecho. Verifique que el niño esté respirando.
12. Si no hay pulso, continúe con el masaje cardíaco. Si hay pulso, pero no hay respiración, continúe con la respiración boca a boca.
13. No interrummpa CPR hasta que el niño esté bien o alguien se haga cargo de la situación. Si nadie viene en su ayuda despues de darle CPR por 2 minutos **llame al 911.**

¿Qué más debo saber acerca de la resucitación cardiopulmonar (CPR)?

- La Cruz Roja Americana, la Asociación Americana del Corazón y los hospitales ofrecen cursos sobre resucitación cardiopulmonar (CPR). Debe tomar un curso a fin de estar preparado para una emergencia.
- Comience con CPR tan pronto encuentre a un niño que no tiene pulso (latido) o no está respirando.
- Es importante conseguir ayuda inmediatamente. Realice CPR durante dos minutos y luego **llame al 911,** si no viene nadie en su ayuda.
- Si el bebé o el niño tiene pulso, no le presione el pecho.
- Aprenda a tomarle el pulso al niño ahora para que sepa cómo hacerlo.

Cortadas y rasguños (arañazos)

¿Qué es?

Lastimaduras o heridas en la piel.

¿El niño tiene alguno de estos síntomas?

- La piel está enrojecida, abierta y sangra.
- Hay algo de hinchazón.

¿Qué puedo hacer en casa?

- Detenga la hemorragia presionando sobre la cortada con un paño limpio por 10 minutos.
- Lave bien la cortada con agua y jabón. Asegúrese de quitar todo resto de suciedad.

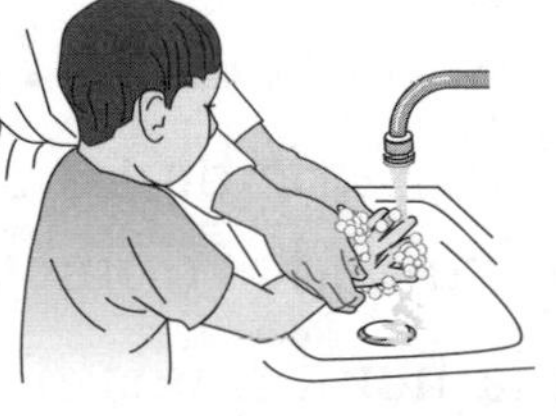

- Mantenga la cortada limpia. Puede aplicar un ungüento medicinal como Neosporin en la cortada. Esto lo puede comprar en la farmacia. Cubra la cortada con una curita (Band-Aid).
- Cambie la curita (Band-Aid) todos los días. Cámbiela cuando se ensucie.

- Quite la curita (Band-Aid) por lo menos una vez al día. Si se pega, ablándelo con agua tibia.
- Esté pendiente para detectar señales de una infección como enrojecimiento, hinchazón o pus que sale de la piel.

¿Cuándo debo llamar al médico o a la enfermera?

- La hemorragia no se detiene después de 10 minutos de poner presión.
- La cortada es profunda o las orillas de la piel no se pegan.
- Cree necesario aplicarle una dosis de vacuna contra el tétano al niño.
- En la piel hay líneas rojizas cerca de la cortada.
- Hay hinchazón alrededor de la cortada y supura pus.
- Ve algo dentro de la cortada, pero no puede quitarlo.

¿Qué más debo saber acerca de las cortadas y rasguños (arañazos)?

- La mayoría de las cortadas y rasguños se curan bien con los cuidados domésticos.
- Si la hemorragia no se detiene, vaya a la página 148 para obtener instrucciones sobre el modo de proceder.

Ahogo

¿Qué es?

El niño está debajo del agua y no puede respirar.

¿El niño tiene alguno de estos síntomas?

- La cara del niño está debajo del agua.
- El niño llora y tose al sacarlo del agua.
- Está débil y no respira al sacarlo del agua.

¿Qué puedo hacer en casa?

- Saque al niño del agua.
- Grite pidiendo ayuda. Pida a alguien que **llame al 911.**
- Coloque al niño de espaldas.
- Verifique que el niño esté respirando (vea la página 165).
- Hágale respiración boca a boca, si no respira (vea la página 165).

¿Cuándo debo llamar al médico o a la enfermera?

- El niño estuvo debajo del agua varios segundos.

¿Qué puedo hacer para evitar que el niño se ahogue?

- Un niño pequeño puede ahogarse en muy poca cantidad de agua, por ejemplo en una cubeta. No deje agua en las cubetas.

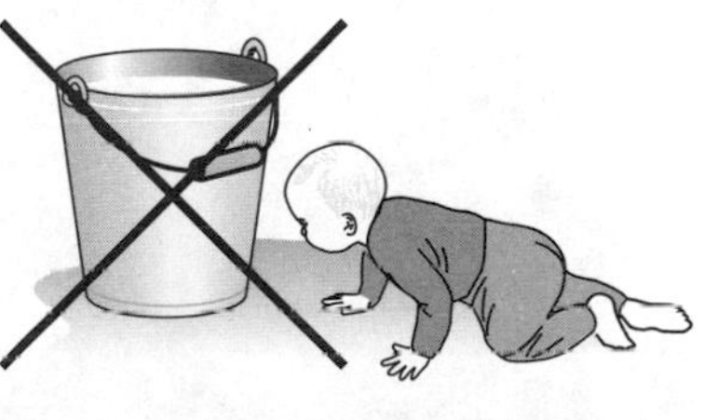

- Vacíe la piscina del bebé cuando no la use.
- Un niño pequeño también puede ahogarse en el inodoro (sanitario). Ponga un seguro en la tapa del inodoro (sanitario). Cierre la puerta del cuarto del baño con llave o use una puerta de seguridad para que el bebé no pueda entrar.
- Nunca deje solo al niño cerca del agua. No corra riesgos, ni siquiera por algunos segundos.
- No deje solo al niño en la bañera. No corra riesgos, ni siquiera por algunos segundos.
- Coloque cercas alrededor de piscinas, spas, estanques y otras masas de agua.

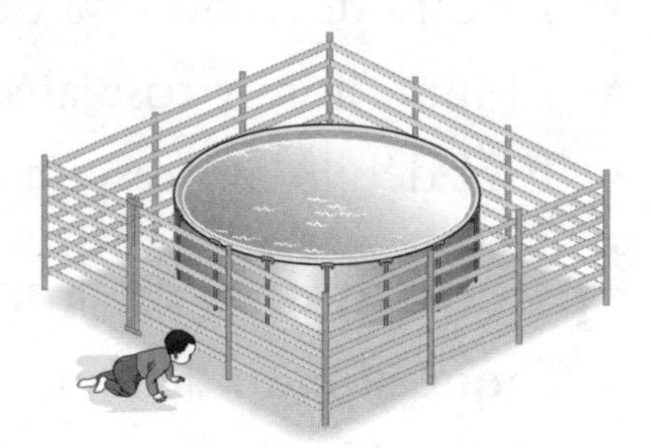

- Enséñele a nadar alrededor de los 4 años de edad.
  Permanezca siempre con él.
  Hasta un niño que sabe nadar puede ahogarse.
- Enséñele que no debe acercarse al agua solo.
- Enséñele que debe nadar siempre en compañía de un adulto.

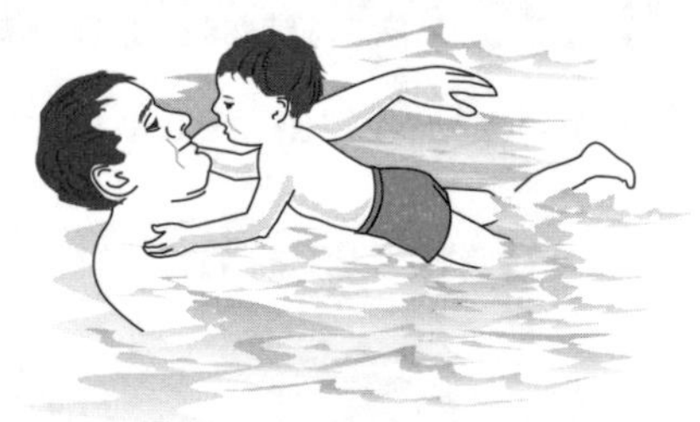

Envenenamiento (intoxicación)

¿Qué es?

El niño come o inhala algo que lo enferma. Se puede intoxicar por varios agentes, por ejemplo productos de limpieza, vitaminas, drogas, medicinas, alcohol, pintura y plantas. La intoxicación es muy seria. El niño puede morir.

¿El niño tiene alguno de estos síntomas?

- Usted encuentra al niño con una botella o un recipiente de algo que es tóxico. La botella está abierta o vacía.
- El niño tiene quemaduras en los labios o en la boca.
- El niño se siente con ganas de vomitar.
- Vomita sin motivo.
- Es difícil despertar al niño.
- Tiene problema para respirar.
- Tiene dolor de estómago.
- Tiene convulsiones.

¿Qué puedo hacer en casa?

- Si Usted piensa que su niño ha tragado el veneno, mantengase tranquilo.
- Si su niño tiene problemas para respirar o no lo puede despertar, llame a **911 pronto**.

- Si su niño está consciente, **llame a Centro Para Control de Envenenamiento pronto**. Este número puede ser usado en cualquier parte de los Estados Unidos. Escriba este número y manténgalo cerca de su teléfono para que lo pueda encontrar fácilmente. Si no tiene este número, llame al **911** o llame a 1-800-555-1212 y pida por el número de este centro.
- Trate de dar al Centro de Envenenamiento lo siguente:
  - La edad y peso del niño
  - El nombre de la medicina or veneno que tomó, si lo sabe
  - La cantidad ingerida, si lo sabe
  - La hora en que fue tomada
  - Su nombre y número de telefóno
- Haga lo que el centro de envenenamiento le indique.
- **No** le de jarabe de ipecac. **No** provoque el vómito en su nino a menos que el centro de envenenamiento (intoxicación) le diga que está bien o su médico le diga que lo haga.
- **No** le de al niño agua, a menos que se lo indiquen en el centro de envenenamiento.

¿Qué puedo hacer para evitar envenenamiento (intoxicación)?

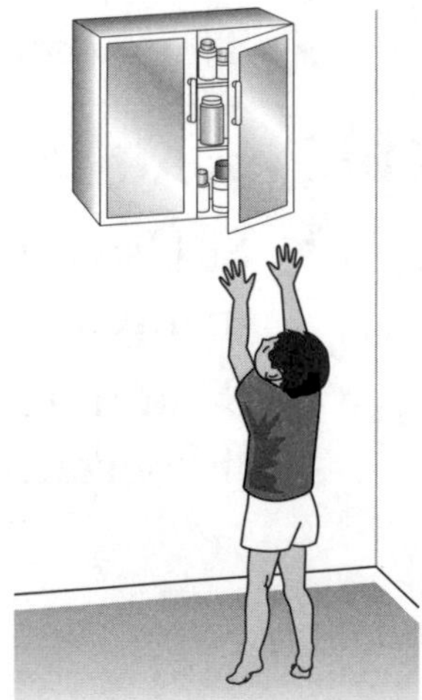

- Compre medicinas con tapas a prueba de niños.
- Guarde las medicinas y las vitaminas fuera del alcance de los niños.

- Si tiene invitados en su casa, pregúnteles si tienen alguna medicina y póngala fuera del alcance de los niños.
- Nunca le diga al niño que la medicina es un dulce.
- Lea bien la etiqueta antes de darle una medicina al niño. Durante la noche se cometen muchos errores. Encienda la luz y mire bien la etiqueta del frasco de medicina.
- No le dé a su niño la medicina de otra persona.
- Guarde todos los productos de limpieza y otras sustancias venenosas en gabinetes cerrados con llave. El niño podría ingerirlas.

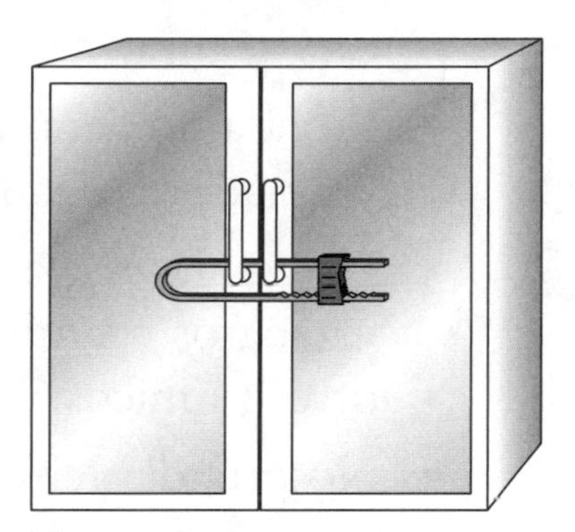

- No guarde jabón, productos de limpieza o productos similares debajo del fregadero o del lavamanos.
- Siempre guarde los productos en sus envases originales. No ponga sustancias venenosas en frascos de alimentos ni en botellas.
- No le permita que descascare y coma la pintura vieja. El niño puede sufrir una intoxicación con plomo.
- Nunca mezcle productos de limpieza como cloro y amoníaco. Puede despedir un gas que puede intoxicarlo seriamente.
- No tome medicina en frente de su niño. Van a querer hacer lo mismo y querán tomar medicina también.

¿Qué más debo hacer acerca de la envenenamiento (intoxicación)?

- Enseñe a la niñera qué hacer en caso de envenenamiento.
- Enseñe al niño cómo **llamar al 911**.
- El envenenamiento puede ocurrir si su niño come algunas plantas alrededor de la casa o afuera. No deje a su niño cerca de plantas aun si está segura de que no son venenosas. Pregunte a su doctor o enfermera si no está segura.
- Prenda un ventilador y abra las ventanas cuando uses limpiadores cuando tienen gases concentrados.
- Use guantes, pantalones largos, manga largas, calcetines y zapatos cuando usan un espray para insectos o usando otro químicos. Mantenga a su niño fuera de esa área.
- No prendas leña o tengas motores incendidos cerca de sus niños en espacios pequeños como garages, tiendas de campaña o lugares pobremente ventilados.

Lista de palabras

A

- **agua tibia**—Agua que no está ni fría ni caliente. Está a la misma temperatura que el cuerpo.
- **alcohol**—No es para beber. Líquido transparente usado para limpiar termómetros y demás.
- **alergia**—Tener síntomas no comunes (comezón, estornudo, urticaria, problema al respirar y hasta pérdida del conocimiento) por una medicina, alimento, planta, polvillo u otra sustancia.
- **ampolla**—Área elevada de la piel que contiene un líquido acuoso.
- **antibiótico**—Medicina indicada por el médico para matar gérmenes que causan una infección.
- **asma**—Enfermedad que cierra las vías respiratorias o el tubo respiratorio causada por un resfriado o por el contacto con humo, polvillo, animales domésticos o alguna otra cosa a la que el niño sea alérgico.

B

- **baba**—Líquido que sale de la boca.
- **bacterias**—Gérmenes o microbios que pueden afectar la salud.
- **baño de esponja**—Baño que se da con un paño fuera de la bañera.

C

- **caries**—Hoyo en un diente causado por una picadura.
- **champú**—Jabón para el cabello.
- **chupón**—Objeto que se da al bebé para que succione y se calme.
- **cólicos**—el llanto que dura entre 3 y 4 horas durante 3 ó 4 días.
- **coma**—Estado de sueño profundo causado por enfermedad o lesiones.
- **convulsión**—Movimiento repentino de una persona o parte de su cuerpo que la persona no puede controlar. También se le llama ataque.
- **costra**—Corteza dura de color café en la piel que se forma cuando se cura una ampolla, grano o cortada.
- **costroso**—Líquido o piel seca y vieja en el cuerpo.

D

- **dentista**—Médico que se encarga de la salud de la dentadura.
- **deshidratación**—Pérdida de demasiado líquido del cuerpo.
- **desmayo**—Sensación de flojedad que hace que una persona se desplome.
- **desvanecimiento**—Estado de adormecimiento durante el que no es posible despertar.
- **detectores de humo**—Dispositivo que en caso de incendio o humo emite un sonido fuerte.
- **dilatar**—Abrir más grande.

E

- **elevar**—Levantar, poner en alto.
- **enfermedad**—Afección o dolencia.
- **escalofrío**—Tener frío y temblar.
- **espasmo**—Contracción involuntaria de un músculo.
- **estómago**—Lugar del cuerpo a donde van los alimentos. Se usa para denominar toda el área de la barriga.
- **etiqueta**—Rótulo de un envase de medicina que le indica cómo usarla. También especifica la composición y otros detalles. Siempre debe leerla antes de dar la medicina.
- **evacuación intestinal**—Es el modo en que despedimos la materia sólida (desechos) del cuerpo. Deposición (heces). Excremento.

F

- **farmacia**—Tienda donde se pueden adquirir medicinas.
- **farmacéutico**—Persona encargada de darle la medicina que el médico le receta. El farmacéutico puede asistirle en la adquisición de las medicinas sin receta u otros suministros médicos.
- **fiebre**—El cuerpo tiene más temperatura que la normal.
- **fluoruro**—Componente del agua que fortalece los dientes.

G

- **gérmenes**—Algo que no puede ver, pero le hace enfermar.

- **grano**—Pequeña protuberancia blanquecina o rojiza en la piel.

H

- **hinchazón**—Área que se inflama.
- **humidificador**—Máquina que rocía agua en el aire.
- **humo de segunda mano**—Respirar aire que tiene humo de cigarrillos

I

- **inflamación**—Hinchazón
- **ingle**—Parte delantera del cuerpo donde se unen las piernas con el vientre.
- **inmunizaciones**—Vacunas que se dan en ciertas edades para protegerse de algunas enfermedades.
- **inyecciones**—Medicinas que se aplican con una aguja por debajo de la piel.
- **irritación**—Area dolorosa del cuerpo.

L

- **lana**—Tipo de material textil muy abrigado.
- **lesión**—Herida.
- **limpiar con hilo dental**—Limpiar el espacio que está entre los dientes.

M

- **mareo**—Sensación de que la habitación gira.
- **medicina**—Sustancia que le hará sentirse mejor.
- **mercurio**— La línea plateada dentro del termómetro. Es una sustancia química.

- **mucosa**—Líquido espeso que produce el cuerpo y que protege la nariz, la garganta y otras partes del cuerpo. El cuerpo puede despedir mucosa durante una enfermedad.

O

- **ombligo**—Lugar que se encuentra en la mitad de la barriga y al que se unía el cordón umbilical.
- **oral**—Se refiere a la boca.
- **orina**—Desecho líquido del cuerpo.

P

- **párpado**—piel que cubre el ojo.
- **pérdida de dientes**—Pudrición de los dientes.
- **pérdida del conocimiento**—No es posible despertar a alguien.
- **perilla de succión**—Elemento usado para sacar la mucosidad de la nariz.
- **Protección contra rayos UV**—Elemento del protector solar que protege a la piel del sol.
- **protector solar**—Loción que se aplica sobre la piel para protegerla de las quemaduras del sol.
- **pudrirse**—Echarse a perder, estropear, descomponer.
- **pulso**—Sangre que circula por el cuerpo mediante el latido.
- **pupila**—Punto negro que se encuentra en el centro del ojo.
- **pus**—Líquido espeso que segrega el cuerpo cuando hay una infección. Es generalmente verde o amarillo y puede tener mal olor.

R

- **receta**—Orden del médico para comprar una medicina. Prescripción.
- **rectal**—Se refiere al recto.
- **recto**—Orificio de salida del excremento.
- **respiración**—Tomar y liberar aire de los pulmones.

S

- **sarpullido**—Manchas rojas en la piel.
- **shock**—Estado severo de flojedad o pérdida del conocimiento, sudor frío y pulso débil.
- **sin receta**—Medicinas que puede adquirir sin orden médica.
- **supuración**—Líquido que sale lentamente.

T

- **temperatura**—Grado de calor del cuerpo.
- **termómetro**—Instrumento que se usa para medir la temperatura del cuerpo.
- **tímpano**—Piel delgada ubicada en la profundidad del oído que se mueve con el sonido y permite escuchar.
- **tiritar**—Sacudirse por el frío o la fiebre.
- **tos espasmódica**—Tos que no se puede detener por largo tiempo.
- **tragar**—Pasar los alimentos de la boca al estómago.
- **tráquea**—Tubo que une la parte posterior de la garganta con los pulmones.

- **tubos para ventilación o drenaje**—Pequeños tubos plásticos que el médico coloca en el tímpano para drenar el líquido de los oídos.

U

- **ungüento**—Medicina para la piel o los ojos.

V

- **vacunación**—Vacunas que se dan a ciertas edades para evitar enfermedades graves. También se les llama inmunización.
- **veneno**—Algo que hace que se enfermes seriamente si entra en su cuerpo. Tóxico.
- **vía respiratoria**—Tubo respiratorio que une la parte posterior de la garganta con los pulmones.
- **viral**—Se refiere a los virus.
- **virus**—Algo muy pequeño para ser percibido a simple vista que puede pasar de una persona a otra y enfermarlas.
- **vista borrosa**—Cuando no puede ver claramente.

Contenido de este libro de la A a la Z

Reconocimientos

Deseamos agradecer a las siguientes personas por su colaboración durante la creación y la edición del libro y por los aportes que realizaron mediante sus consejos, críticas y comentarios:

Corby Bashaw
Gloria J. Bateman
Albert Barnett, Dr.
Linda Bednar
Stephanie Renee Booth, Dra.
Margaret Brady,
Dra., Enfermera diplomada, CPNP
Ben A. Carlsen,
Dr. en Ciencias de la educación.
Lisa Deer
Robin King-Dodge
Dinesh Ghiya, Dr.
Diane Hebert, Maestría en Salud Pública
Marian Henry, RRT,
Maestría en Salud Pública, Farmacéutica
Nancy Izuno
Laura Johnson
Nai Kang, Maestría en Salud Pública,
Farmacéutico
Gary F. Krieger, Dr.
Rita London
Victor London
Patricia Lovera
Judith Whitney Leonard,
Enfermera diplomada,
Maestría en enfermería, CPNP
Nancy McDade
Dora L. McMillan
Carol Mathews, Maestría en Salud Pública
Dana Mann,
Maestría en Salud Pública, Farmacéutica
Thomas R. Mayer, Dr.
Chawn Naughton
Michael O'Neal
Greg Perez, Licenciado en ciencias
Dolores Ramos,
Higienista Diplomada, RDH
Philip Rapa
Gary Richwald,
Dr., Maestría en Salud Pública
Audrey Riffenburgh, Licenciado en letras
Nancy Rushton, Enfermera diplomada,
Licenciada en enfermería
Duane Saikami, Dr. en Farmacia
Alma Sanchez
Marcela Sanchez
Suzanne Snyder
Carole Talan,
Dr. en Ciencias de la educación
Alexandra Vreugdenhil
Robert Vouga,
Licenciado en letras,
Dr. en Ciencias de la educación
Elaine Weiner, Enfermera diplomada,
Maestría en Salud Pública
Jacqueline Zazueta

Otros Libros de la Serie

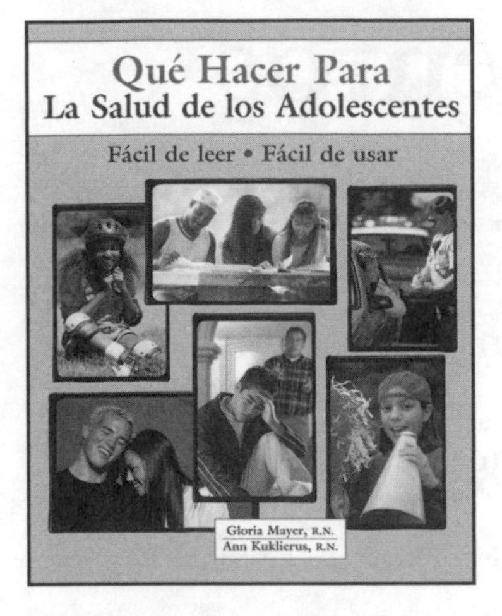

ISBN 978-0-9701245-3-1
$12.95

Qué Hacer Para La Salud de los Adolescentes*

Los años de la adolescencia son duros para los padres y para los adolescentes. Hay muchas cosas que usted puede hacer para ayudar a su adolescente. Al fin, un libro fácil de leer y fácil de usar escrito por dos enfermeras. Este libro le explica sobre:

- Los cambios en el cuerpo de los adolescentes.
- Cómo prepararse para los años de la adolescencia.
- Cómo hablar con su adolescente.
- Cómo acercarse a su adolescente.
- Cómo ayudar a su adolescente en sus tareas escolares.
- El noviazgo y las relaciones sexuales.
- Cómo mantener a su adolescente sano y salvo.
- Los síntomas de los problemas y dónde obtener ayuda.

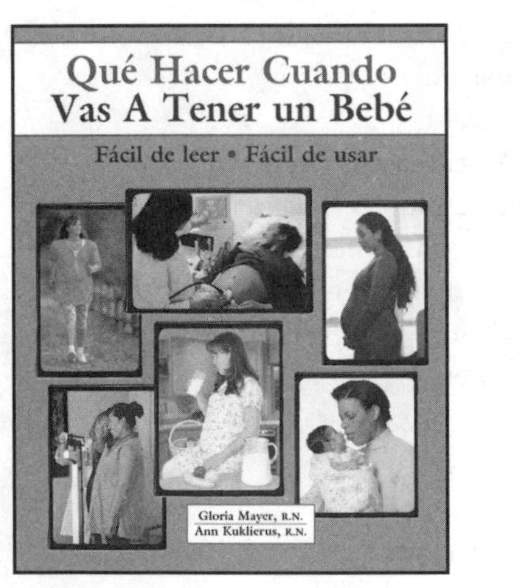

ISBN 978-0-9701245-7-9
$12.95

Qué Hacer Cuando Vas A Tener un Bebé*

Hay muchas cosas que una mujer puede hacer para tener un bebé saludable. Este es un libro fácil de leer y fácil de usar escrito por dos enfermeras que te explica:

- Cómo prepararte para el embarazo.
- La atención médica necesaria durante el embarazo.
- Cosas que no debes hacer estando embarazada.
- Cómo debes cuidarte para tener un bebé saludable.
- Los cambios físicos de cada mes.
- Cosas simples que puedes hacer para sentirte mejor.
- Señales de peligro y que hacer al respecto.
- Todo sobre el parto.
- Cómo alimentar y cuidar a tu nuevo bebé.

También está disponible en inglés*.
Para ordenarlo, llame al (800) 434-4633.

Otros Libros de la Serie

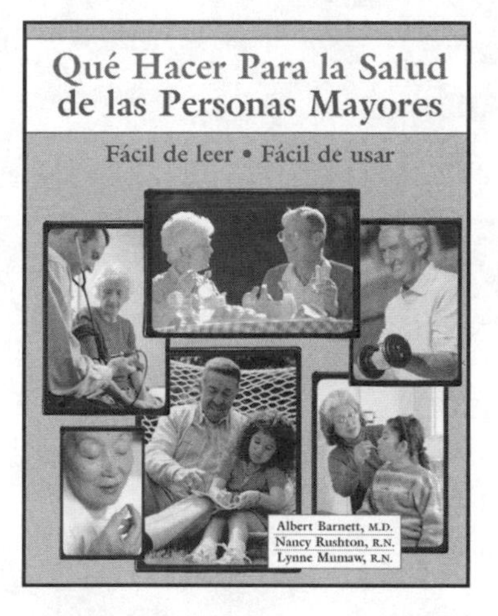

ISBN 978-0-9701245-5-5
$12.95

Qué Hacer Para la Salud de las Personas Mayores* **

Hay muchas cosas que usted puede hacer para encargarse de su propia salud durante los años de su vejez. Este libro le explica:

- Los cambios del cuerpo cuando uno envejece.
- Los problemas de salud comunes de los mayores.
- Cosas que uno debe saber sobre los seguros de salud.
- Cómo conseguir un médico y obtener atención médica.
- Cómo comprar y tomar los medicamentos.
- Qué hacer para prevenir las caídas y los accidentes.
- Cómo mantenerse saludable.

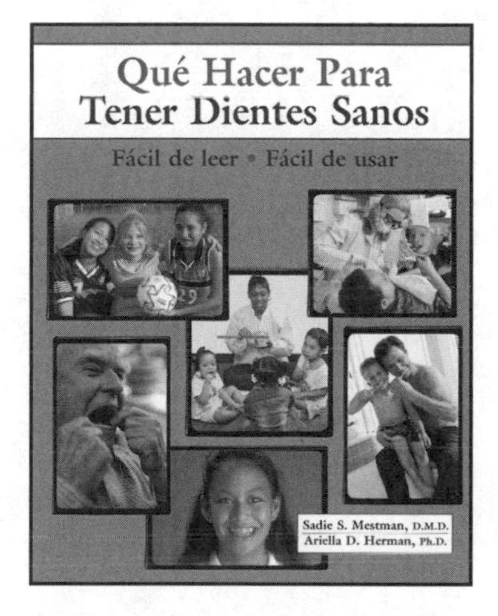

ISBN 978-0-9720148-1-6
$12.95

Qué Hacer Para Tener Dientes Sanos*

Es importante el cuidar de sus dientes desde una edad temprana. Este libro le dice cómo hacerlo. También le explica todo sobre los dientes, las encías, y sobre cómo los dentistas trabajan con usted para mantener su dentadura saludable.

- Cómo cuidar sus dientes y sus encías.
- Lo que usted necesita para cuidar sus dientes y sus encías.
- Cómo cuidar sus dientes cuando va a tener un bebé.
- Cómo cuidar los dientes de sus niños.
- Cuándo hay que llamar al dentista.
- Qué se puede esperar en una consulta con el dentista.
- El cuidado dental de las personas mayores.
- Qué hacer si se lastima la boca o los dientes.

También está disponible en inglés* y vietnamese.**
Para ordenarlo, llame al (800) 434-4633.